FAST FOOD DIÄT

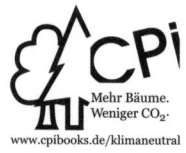

Mehr Bäume.
Weniger CO$_2$.
www.cpibooks.de/klimaneutral

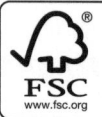

MIX
Papier aus verantwor-
tungsvollen Quellen
FSC® C083411

Harald Sükar:
Fast Food Diät – Gesund und schlank mit
Burger, Pizza und Co.

© 2021 edition a, Wien
www.edition-a.at

Cover: Isabella Starowicz
Satz: Sophia Stemshorn

Gesetzt in der Premiera
Gedruckt in Deutschland

1   2   3   4   5   —   23   22   21   20

ISBN 978-3-99001-482-0

HARALD SÜKAR

FAST FOOD DIÄT

GESUND UND SCHLANK
MIT BURGER, PIZZA UND CO.

edition a

INHALT

Für meine Eltern

EIN ARBEITSTAG ALS MCDONALD'S-MANAGER

Ein Tag meines Lebens als McDonald's-*Manager.*
Alles ist so gut, dass ich nie darüber nachdenken muss.

Adrenalin in den Adern schon beim Aufstehen.

Wie die meisten McDonald's-Mitarbeiter spüre ich ein permanentes Hochgefühl. Wir vermuten, dass es vom Ketchup kommt. Es vermischt sich mit unserem Blut, lässt unsere Augen glänzen, wenn wir Burger, Nuggets und Pommes promoten und morgens aus dem Schlaf hochfahren wie Fast-Food-Cyborgs, die jemand eingeschaltet hat.

Ich heiße Harald Sükar und bin Chef von McDonald's Österreich. Willkommen in meinem Leben. Wir erzielen mit 8.000 Mitarbeitern und 176 Restaurants 350 Millionen Euro Umsatz und wachsen ständig. Das fühlt sich für einen Manager wie mich super an.

Am Vormittag steht ein Expansions-Meeting an, zu Mittag ein Marketing-Meeting samt Produktverkostung für die Januar-Promotion, am späten Nachmittag ein Termin mit der Finanzchefin, um das Augustergebnis zu besprechen. Wir haben das Jahr 2005, September, ich bin 41 Jahre alt und es wird ein guter Tag mit nichts als positiven Angelegenheiten werden.

Punkt neun Uhr versammelt sich das Expansionsteam an einem runden Tisch und berichtet über die Standortsuche. Es geht um behördliche Fragen und um Baufortschritte. Kaum noch vier Monate bis Jahresende, und uns fehlte für das Plansoll noch eine Neueröffnung. Die Firmenphilosophie, die unsere Augen auch glänzen lässt, sieht eine Performance unter dem Plansoll nicht vor.

Ein Immobilienmanager berichtet, dass er noch an einem Standort dran ist. Die Verhandlungen mit dem Grundstückseigentümer über den Preis und die mit den Behörden über die Zu- und Abfahrtssituation laufen noch. Ein schnelles behördliches Verfahren dauert mindestens vier Monate, ein durchschnittliches sechs, ein langsames, wenn es um Anraineransprüche geht, zwölf.

Der Bürgermeister steht dem Projekt wohlwollend gegenüber. Wir rufen ihn noch während unseres Meetings an. Schaffen wir das heuer noch? Das ist die einzige Frage, die uns alle interessiert.

Wir hören den Bürgermeister über die Freisprechanlage. »Höchste Zeit, dass meine Bürger nicht mehr in den Nachbarort zum Burger-Essen fahren müssen«, sagt er.

Beim Grundstückseigentümer kann er uns nicht helfen. »Darum müsst ihr euch selbst kümmern«, sagt er. Dafür ruft er gleich direkt bei der Gewerbebehörde an. Wir sollen in der Leitung bleiben, um mitzuhören. Jackpot.

Wir warten gespannt. Jemand hebt ab. »Du, ich habe gerade die Herren vom *McDonald's* am Apparat«, sagt der Bürgermeister. »Die würden gerne heuer noch aufsperren. Morgen bringen sie dir die Pläne. Macht mir bitte keine Probleme.«

Anfang der 1990er-Jahre, als ich *McDonald's*-Neuling war, wäre das noch anders gelaufen. Wenn wir einen neuen Standort eröffnen wollten, waren Bewohner und Behörden alarmiert. Es gab Bürgerproteste, Versammlungen und Petitionen. Vorhaben scheiterten.

Inzwischen schicken Gemeinden Abordnungen zu uns in die Zentrale und urgieren ihre eigene Filiale. Manche Gemeinden betteln regelrecht um ein *McDonald's*-Restaurant. Es liegt auf der Wunschliste der Gemeinden noch vor einem eigenen Zahnarzt. Was unser Ketchup-Blut-Gemisch zum Brodeln bringt.

Ich sehe auf die Uhr. Marketing-Meeting. Im Auto fahre ich zu einem nahegelegenen *McDonald's*-Restaurant. Der zuständige Marketingmanager hat drei Tische für uns zusammengeschoben. Der Produktmanager stellt uns die Januar-Produkte vor. Alles perfekt.

Was passt in den kalten Winter nach Weihnachten? Die Alpengaudi natürlich. Erfunden haben das die deutschen Kollegen. Wir sind einverstanden, machen aber »Hüttengaudi« daraus. Eine kleine Mutation, die wenig kostet.

Wir kosten die neuen Burger. Es gibt niemanden im Team, der Burger nicht mag. Auch wir, die hohen Tiere bei *McDonald's*, essen sie ständig und sie schmecken uns. Der Promotionmanager gestikuliert mit seinem Burger in der Hand. Ein Klecks Sauce fliegt auf einen der grauen Tische, die wir zusammengeschoben haben. Er hat keine Zeit, zu trocknen und dank seines Zucker- und Salz-Gehaltes zu einer harten

Kruste zu werden. Er hat keine Zeit, uns daran zu erinnern, was wir da essen. Eine Service-Mitarbeiterin wischt ihn weg. Es geht um Schärfe, mehr oder weniger Sauce oder zwei statt drei Scheiben Tomaten. Ich liebe diesen Prozess, der einer abschließenden Verkostung durch eine repräsentative Konsumentengruppe vorausgeht. Wir prägen dabei Geschmackserlebnisse und schaffen Trends. Wir prägen ganze Generationen. Als wir Mitte der 1990er-Jahre zum ersten Mal Shrimps ins Sortiment aufnahmen, kamen viele Österreicher zum ersten Mal in den Genuss dieser damals exotischen Meeresbewohner. Aus einem Luxusprodukt war eine der breiten Masse zugängliche Köstlichkeit geworden.

Die Verkostung ist vorbei und ich mache mich mit vollem Magen auf den Weg zu meinem Auto. Zurück in die Zentrale. Die Finanzchefin hat nichts zu meckern. Wir sind gegenüber dem Vorjahr wieder im Plus. Es geht bloß um Details. Wo verdienen wir gut und wo herrscht noch Verbesserungspotential?

Außerdem müssen wir den im Juni aufgesetzten Budgetplan für das nächste Jahr fertigstellen und ins Headquarter nach Chicago schicken. Wir müssen uns immer schon im Juni mit den Finanzen des Folgejahres beschäftigen, denn das zwingt uns, uns laufend mit dem Budgetprozess zu befassen und mögliche Kursabweichungen rechtzeitig zu erkennen. Die in Chicago überlassen nichts dem Zufall.

Das ganze Konstrukt *McDonald's* funktioniert wie eine gut geölte Maschine. Alle Unternehmensteile greifen ineinander. Reibungsverluste gibt es kaum und die Devise »Erfolg schafft Erfolg« überdeckt einzelne Misstöne rasch.

Wir in Österreich sind besonders gut. Gerade waren wir in Bezug auf den »Return on Investment« die Nummer zwei der Welt. Nur Singapur hatte noch bessere Kennzahlen.

Am Heimweg nehme ich wie immer einen Umweg und schaue in einem unserer Restaurants vorbei. Präsenz zeigen. Stichprobenkontrolle. Abendessen mitnehmen. Wir wachsen und wir alle essen das gleiche Zeug. Lächeln.

Ich werde wie ein Baby schlafen und morgen mit dem Läuten des Weckers wie ein Cyborg hochfahren, den jemand eingeschaltet hat. Mit glänzenden Augen. *I'm loving it.*

10 JAHRE SPÄTER

Ich arbeite nicht mehr bei McDonald's, esse aber noch immer Fast Food und wiege 96 Kilo. Es sind besonders zähe 96 Kilo. Sie haben sich allen meinen Diäten erfolgreich widersetzt.

Ich fing erst nach meinem Wechsel weg von *McDonald's* an nachzudenken. Wir haben Generationen geprägt, aber wie? Mit welchen Folgen? Ich konnte das an mir selbst ermessen. Ich war bei *McDonald's* fast schon so etwas wie ein Fast-Food-Heavy-User geworden und geblieben. Inzwischen wog ich 96 Kilo, und ich war bei weitem keine 2,30 Meter groß, die das gerechtfertigt hätten. Ein Leben am Schreibtisch, im Auto und in *McDonald's*-Restaurants hinterließ seine Spuren.

Ich hatte mich als *McDonald's*-Manager gewissermaßen auch selbst geprägt. Da ein Hamburger, dort einige Pommes oder Chicken McNuggets. So ging das die ganze Zeit und es endete nicht nach der Auflösung meines Dienstvertrages. Ich hatte mich beruflich von dem Unternehmen befreit, saß aber weiterhin in der *McDonald's*-Falle. Mir ging es wie den Wirten, die sich irgendwann die Selbstdiagnose »Trinker« stellen müssen. *I didn't love it.*

Ich wusste, dass ich etwas ändern musste. Ich wollte nicht noch mehr in die Breite gehen und beim Stiegensteigen irgendwann nach zehn Stufen außer Atem sein. Der naheliegende Ausweg lautete: Verzicht auf Fast Food. Das kann ja nicht so schwer sein, dachte ich. Gerade ich hätte es besser wissen müssen.

IN DER FALLE

Fast Food macht einfach Spaß, aber in der Version der Fast-Food-Industrie eben auch süchtig. Ein Bekannter, der nach seiner Hochzeit sein Konsumverhalten gründlich änderte, erzählte mir, dass diszipliniert essen zu lernen für ihn viel schwerer war, als mit dem Rauchen und Trinken aufzuhören. Ich kann nur sagen: Mit Fast Food wieder aufzuhören ist das Allerschwerste.

Wie hätte es auch anders sein können? Milliardenschwere Fast-Food-Konzerne stecken wahrscheinlich mehr Geld in die Erforschung des Suchtfaktors ihrer Nahrungsmittel als die *NASA* in die Raumfahrt und das zeigt Wirkung. Umso mehr, als sie sich dabei nicht der natürlichen Ressourcen am Nahrungsmittelsektor bedienen müssen.

Sie entwickeln ihre Nahrungsmittel vielmehr in Labors mit Forscherteams, die das gesamte Wissen über anorganische und organische Chemie, den menschlichen Körper und den menschlichen Geist anwenden, um möglichst viele Menschen nach Burgern, Pommes und Nuggets süchtig zu machen. Was kann dem ein kleines Individuum, das in ihrer Maschinerie gefangen ist, entgegensetzen? In die Erforschung von Fast-Food-Entziehungskuren fließt jedenfalls kein Geld.

PERFEKTE SUCHT-MASCHINE

Wie diese Maschinerie funktioniert, wird jedes Jahr deutlicher. Es geht um standardisiertes Essen für standardisierte Kunden. Immer gleich, immer berechenbar, schnell erreichbar, schnell zubereitet und noch schneller serviert. Sogar die Kommunikation ist standardisiert. Die Worte, die Mitarbeiter der Restaurants zu uns sagen, kommen aus Chicago.

Die Digitalisierung perfektioniert das Ganze. Wir bestellen an Terminals und warten wie die Lemminge, bis unsere Abholnummer auf einem Bildschirm aufleuchtet. So spart *McDonald's* Personalkosten, aber darum geht es eigentlich gar nicht. Die Terminals können an der Art unserer Bestelleingabe unser Konsumverhalten ablesen und perfekt darauf abgestimmte Zusatzangebote zeigen.

Besonders erfreut ist Chicago, wenn wir mit unserer Kundenkarte bestellen. Damit werden wir endgültig zu gläsernen Konsumenten und *McDonald's* kann uns mit weiteren Forscherteams, die das gesamte Wissen der Welt über Psychologie anwenden, nach Lust und Laune manipulieren.

Klingt wie eine Bedrohung? Das wäre ein Trugschluss. Denn Fast Food ist auch deshalb so populär, weil wir unser Gehirn bei unseren Ess-Entscheidungen nicht mehr einschalten müssen. *McDonald's* erledigt alles für uns, und das besonders effizient über die Terminals, die noch dazu ein lustiges Spielzeug sind. So können wir uns auch besonders gut in der Konformität der Masse verstecken und uns unauffällig unserer Fast-Food-Sucht hingeben.

EINSTIEGSDROGE SPASSFAKTOR

Dass das alles Spaß macht, soll auch das Design der Filialen vermitteln. Schon die Farbwahl der Logos der meisten Fast-Food-Restaurants ist psychologisch ausgeklügelt. Rot und gelb ziehen Aufmerksamkeit auf sich, was kein Geheimnis ist. Aber das ist nicht alles. Besonders das warme *McDonald's*-Rot stimuliert auch die Geschmacksnerven und regt den Appetit an. Gelb wiederum wirkt positiv und einladend. Diese Farbkombination ist effektiv, genau wie alle anderen Zahnräder der Maschinerie, in der nichts dem Zufall geschuldet ist.

Überall gibt es Bildschirme, auf denen Kinder mit ihren Fettfingern herumtippen können. Für die Erwachsenen gibt es meist Zeitungen und wer seine Kinder nicht mehr aushält, kann sie in einem der »Spielparadiese« parken. Einen Luftballon gibt's für den Weg nach Hause auch noch, für Papa einen Becher Kaffee und Mama gönnt sich noch schnell eine Himbeerrote. Inzwischen finden sogar erste Dates in *McDonald's*-Restaurants statt. Einfach, weil wir sie inzwischen mit Emotionen verbinden.

ESSEN MIT DEN HÄNDEN

Dazu kommt, dass Essen mit den Händen etwas Sinnliches hat. Die Lust darauf ist uns allen in die Wiege gelegt. Denn während des allergrößten Teils der Menschheitsgeschichte saßen wir als Jäger und Sammler um unsere Lagerfeuer und aßen nicht etwa mit geschnitzten Holzstöckchen, an deren Spitzen wir die Zähne von Säbelzahntigern befestigt hatten, sondern mit den Händen.

Essen zu haben war in all den tausenden Jahren viel weniger selbstverständlich als heute. Umso schöner muss es für unsere Ahnen gewesen sein, wenn sie unter dem Sternenhimmel oder in ihren Höhlen im orangen Schein der Flammen saßen und nach dem griffen, was sie tagsüber erjagt oder gefunden hatten. Essen mit den Händen liegt uns also wie eine tiefe Wahrheit im Blut.

Die Geschichte der Gabel hingegen ist kurz. Noch im 11. Jahrhundert bezeichneten sie die Italiener, nachdem sie ihnen eine griechische Prinzessin aus Byzanz gebracht hatte, als »Attribut des Teufels«. Auch Jahrhunderte später hinterfragten unsere Vorfahren noch ihre Nützlichkeit: »Warum eine Gabel, wenn auf dem Weg vom Teller zum Mund sowieso die Hälfte in den Teller zurückfällt?«, fragten sich die heute ja eher als manierlich bekannten Franzosen im 16. Jahrhundert.

Erst zu Beginn des 18. Jahrhunderts setzte sich die Gabel und mit ihr das Messer allmählich durch. »Gabeln sind ohne Zweifel eine spätere Erfindung als Finger«, schrieben die Verfasser eines Londoner Benimmbuches aus dem Jahre 1859,

»aber da wir keine Kannibalen sind, neige ich zu der Auffassung, dass sie wirklich eine gute Idee waren!«

Waren sie das wirklich? Kulturhistorisch betrachtet bot die Gabel den Europäern jedenfalls die Möglichkeit, sich von den »Wilden« in ihren Kolonien abzugrenzen.

Wo sonst dürfen wir jetzt noch so ungeniert und in aller Öffentlichkeit unserem Ur-Instinkt folgen und mit den Fingern essen wie bei *Burger King* und Co.? Dort dürfen wir es nicht nur, wir sollen es sogar, und es geht immer mit einem Hauch von Leichtigkeit einher.

Egal wer wir sind, dort sind wir alle gleich und wir essen alle so, wie wir wollen. Wie wir auch als kleine Kinder gegessen haben. Wer könnte in einem Hauben-Restaurant oder in einem normalen Dorfwirtshaus ein Eis mit Smarties bestellen? Bei *McDonald's* ist das ganz normal. Dort sind wir unter uns in unseren basalen Bedürfnissen. *McDonald's*-Restaurants sind kleine Disneylands für jedermann, die immer gleich vor der Haustür liegen.

KINDER IN DER FAST-FOOD-FALLE

McDonald's hat dabei den perfekten Dreh gefunden, um dieses Geschäftsmodell für alle Zukunft abzusichern. Denn wenn es uns auch so vorkommt, die eigentliche Zielgruppe des Konzerns sind nicht wir Erwachsenen, sondern die Kinder. Wenn *McDonald's* Kinder von Fast Food abhängig machen kann, in der Zeit also, in der sich unser Ernährungsverhalten genau wie etwa unser Sozial- oder unser Bewegungsverhalten unter dem Einfluss unserer Umgebung herausbildet, dann schafft das viele lebenslang abhängige Kunden.

Was für uns Erwachsene so angenehm leicht erscheint, ist für Kinder das wahre Paradies. Essen mit den Händen, Herumtollen, nicht ruhig sitzen bleiben zu müssen. Die sonst immer verlangten Manieren ablegen zu können. Im Fast-Food-Palast regieren die Kinder.

Mit den Kindergeburtstagsfeiern in den Restaurants, aus Sicht von Chicago wahrscheinlich eine der besten Ideen ever, generiert *McDonald's* schöne Erinnerungen voller Spaß und Emotionen. Die Kinder werden eines Tages selbst mit ihren Kindern wiederkommen, sollten sie nicht als Männer wegen all dem Junk impotent geworden oder als Frauen an Typ-2-Diabetes gestorben sein.

Wie oft haben wohl schon Kinder auf dem Heimweg oder der Fahrt von A nach B getobt und geheult, dass sie lieber zu *McDonald's* wollen, als Mamas gebackenen Emmentaler zu essen. Sobald sie in der Schule sind und eigenes Taschengeld haben, sind Eltern in jedem Fall chancenlos.

McDonald's sagt dazu: »Wir bieten auch gesunde Alternativen wie zuckerfreie Getränke, also Wasser, oder etwa Obst an.« Tja das stimmt, aber Werbung für Wasser und Obst habe ich bei *McDonald's* noch nie gesehen. Dass Übergewicht und Adipositas ihre Wurzeln in der Erlebniswelt von Kindern zwischen zwei und sechs Jahren haben, ist den Fast-Food-Ketten egal.

ICH HASSE DIÄTEN

Ich war also eine vergleichsweise milde Form von Fast-Food-Junkie. Als ich ein Kind war, gab es in Österreich noch keine McDonald's-Restaurants. Das erste sperrte 1977 auf, als ich 14 war. Ich geriet also nicht in meinen wichtigsten Prägephasen, sondern erst als Erwachsener in die McDonald's-Maschinerie, was gerade für mich immer noch schlimm genug war. Denn Disziplin beim Essen gehört eindeutig nicht zu meinen Stärken.

Das stellte ich fest, nachdem mich meine Waage mit 96 Kilo geschockt hatte. Bei neunzig Kilo dachte ich noch: Naja. Bei 95 dachte ich: Diese Grenze wollte ich eigentlich nie überschreiten. Bei 96 merkte ich: Das geht immer so weiter.

Also musste eine Diät her. Nur welche? Das Angebot war riesig. Ich suchte nach einer Fast-Diät, also nach einer, die schnell wirken würde. Ich wollte mich nicht ewig mit irgendwelchen neuen Ernährungsformen beschäftigen, sondern am besten das ganze Unterfangen schnell hinter mich bringen und die Kilos purzeln sehen. Vielleicht war das im Nachhinein betrachtet nicht die intelligenteste Einstellung zum Abnehmen, aber ich wollte Ergebnisse sehen, und das möglichst sofort.

Eines hatten alle Diäten, die ich ausprobierte, gemeinsam. Ich scheiterte kläglich mit ihnen. Sie brachten mich körperlich und physisch an meine Grenzen. Ich will gar nicht damit spekulieren, wie sich Menschen in Hungersnöten gefühlt haben müssen, aber mir ging es auch verdammt schlecht. Schon weil es bei mir dazu kam, dass das Essen wie immer rings um mich in jeder Menge verfügbar war.

Ich erinnere mich an Tage, an denen ich penibel Kalorien zählte, mir winzige Portiönchen von irgendetwas gruselig Schmeckendem zubereitete und mir dabei lächerlich vorkam. Irgendwann beobachtete ich mich dabei, wie ich Essen vor mir selbst verstecken wollte oder eben erst gekaufte Lebensmittel in die Mülltonne vor dem Haus warf, weil das meine einzige Rettung vor ihnen war, und wie ich dann noch drei Mal den Deckel hob und überlegte, ob ich sie nicht doch wieder herausholen sollte. Mit einem leeren, unerträglich laut knurrenden Magen ins Bett zu gehen, war ein Alptraum für mich und ich war ständig gereizt, unglücklich und unleidlich. Ich verlor meine Lebensgeister, was mich noch unglücklicher machte als mein Übergewicht.

Verzicht ist ja an und für sich etwas Wertvolles. Er schärft unsere Sinne und verbessert unsere Fähigkeit, diesen Kosmos in all seiner Komplexität wahrzunehmen, weshalb sich Mönche aller Religionen im Verzicht üben. Genau diese Übung ist wahrscheinlich auch unsere einzige Möglichkeit, unseren Planeten noch zu retten, der gerade an unserem Übermaß in allem zu kollabieren droht.

Bloß eigne ich mich einfach nicht als Apostel des Verzichts. Das überlasse ich gerne anderen. Wenn ich mich im Verzicht üben soll, dann geht das nur, wenn ich es selbst kaum merke. Mein Körper sieht das offenbar genauso. Während meiner Versuche mit diversen Diäten prägten neben Stimmungsschwankungen auch Übelkeit, Schwindel und Kopfschmerzen mein tägliches Leben.

Ich verstand schon, dass eine Diät dem Körper viele Veränderungen abverlangt, die auf lange Sicht sicher gut sind, aber ich fragte mich: Muss ich mich dabei wirklich wie ein Patient in der Blüte einer wirklich unangenehmen Krankheit fühlen?

Ich will Diäten gar nicht pauschal verurteilen. Die guten zielen auf eine Veränderung unserer Essgewohnheiten ab und bringen im besten Fall für manche Menschen wirklich einen Gewichtsverlust und eine Verbesserung ihrer Gesundheit mit sich. Genau das brauchte ich auch, trotzdem lief es bei mir einfach nicht.

Nichts schien so richtig zu klappen und nichts schien richtig zu mir zu passen. Nichts ließ mich Burger, Pommes und Co. vergessen. Klassische Diäten waren einfach nichts für mich, das musste ich wohl oder übel akzeptieren.

Wahrscheinlich bin ich dafür einfach zu lebensfroh, dachte ich. Ich will auch beim Essen Spaß und sinnliche Momente haben, ohne deshalb besonders feine Geschmacksnerven zu besitzen. Wahrscheinlich war ich damit das perfekte *McDonald's*-Opfer.

AB INS MCKRANKENHAUS

So schlimm wird es schon nicht sein: Das sagt immer eine liebens-
würdige Stimme aus unserem Inneren, wenn wir wieder einmal
feststellen, dass Burger, Pommes oder Pizzaschnitten doch genau
das Richtige für uns sind, zumindest im Moment. Nur leider ist
es in Wirklichkeit sogar noch schlimmer.

Nachdem ich der Fast-Food-Branche beruflich den Rücken
gekehrt hatte und mit meinem Gewicht zu kämpfen anfing,
ließ mich eine Frage nicht los: Was genau macht Fast Food
so ungesund? Auch mir war klar, dass das Zucker-Fett-Salz-
Gemisch in der Kombination mit Billig-Schnell-Einfach eine
Falle ist, mit der Fast-Food-Konzerne auf Kosten ihrer Kunden Umsätze maximieren, und zwar nachhaltig. Denn jemand, der einmal hineingetappt ist, sitzt wie gesagt dort fest,
vielleicht sein Leben lang.

Die großen Ketten müssen ihr Zeug nur hübsch verpacken,
hübsche Sachen draufschreiben und hübsche Menschen in
der Werbung lustige Dinge sagen lassen, dann wird das Ganze zuerst zu einer kleinen sündigen Belohnung und im Lauf
der Zeit zu etwas wie einer Ernährungsroutine. Besonders,
wenn die Konzerne auch noch Statements für das schlech-

te Gewissen wie »Fleisch aus der Region« dazu liefern oder unter ihren vielen bunten Farben das Grün besonders stark betonen.

Aber was genau war nun eigentlich das Problem? Zucker ist irgendwie schlecht für Körper, Geist und Seele, so viel wusste ich, und vor Salz warnt ständig die Weltgesundheitsorganisation WHO. Bei Fett musste ich schon nachsehen – ach ja, vor allem die bei der Fast Food-Industrie beliebten falschen Fette verkrusten die Blutgefäße und fördern Depressionen. So weit, so schlecht, dachte ich bisher immer, aber was soll der Mensch sonst essen? Gekochte Brokkoli mit ungesalzenen Kartoffeln, die vielleicht nicht einmal gebraten oder in Butter geschwenkt sein dürfen, weil sie davon ja auch fett werden?

Jedenfalls wollte ich es genau wissen. Für mich selbst, weil ich begriff, dass mein Körper, mein Geist und meine Seele mein Leben ausmachen, und ein wenig auch aus schlechtem Gewissen. Ich bin nicht der Typ, der sich bekehren lässt und dann missionieren geht, aber es kam mir doch komisch vor, dass ich mich jahrelang so leichtfertig für eine im Grunde schlechte Sache einspannen lassen hatte. Ich bin durchaus der Typ, der gerne auch einmal mit den Wölfen heult, aber hier waren die Wölfe doch eindeutig die falschen gewesen.

Es ging auch um meine Freunde und Bekannten. Wenn ich ihnen sagte, dass ich es bereute, Ungesundes zu verkaufen und Teil dieser Maschinerie zu sein, gab ihnen das zu denken. Schließlich kannten sie mich nicht als jemanden, der so leicht etwas bereut. Sie wollten wissen, warum ich das tat, und wenn ich nicht mehr zu sagen hatte, als sie ohnedies schon wussten, kam ich mir dumm vor.

Also befasste ich mich im Detail mit den Inhaltsstoffen von Fast Food und schrieb ein Buch mit dem Titel »Die Fast Food Falle« darüber. So geriet ich doch noch in die Rolle des Missionars, und es fühlte sich nicht einmal so schlecht an. Es war sogar ein ganz gutes Gefühl, aus innerer Überzeugung das Richtige zu tun. Ich kann das nur empfehlen.

Bei meiner nachträglichen Auseinandersetzung mit der Wirkung von Fast Food auf Körper, Geist und Seele kam ich zu einem eindeutigen Schluss: Fast Food ist nicht deshalb schlecht, weil es Fast Food ist. Eigentlich steht »Fast« ja für gute Dinge. Für rasche, unkomplizierte Zubereitung und Verfügbarkeit sowie für Verzehr ohne viel Drumherum.

Doch die Industrie deutete das »Fast« von »Fast Food« um. Es wurde zu einem Synonym für »Junk« (zu deutsch »Müll«) und steht für »Billig« und »Sucht«. Kein Wunder, dass sich auch der Begriff »Junkfood« durchgesetzt hat, doch auch er hat einen Bedeutungswandel erlebt. Er kommt jetzt immer mit einem sympathischen Unterton daher. »Ich gönne mir heute ein bisschen Junkfood«, sagen wir, und in diesem »Gönnen« liegt der ganze (Selbst-)Betrug. Denn in Wirklichkeit ist es so, als würden wir sagen: »Heute gönne ich mir ein bisschen Müll.«

Besser sollten die Nahrungsmittel der etablierten Fast-Food-Industrie »Cheap-Food« heißen, da wird es mit dem sympathischen Unterton schon schwieriger, oder überhaupt »Addiction-Food«, also »Sucht-Essen«. Dieses nüchterne deutsche Wort bringt die Sache am ehesten auf den Punkt und hier sind wir endgültig weit jenseits jeder mit Werbetricks generierten Sexyness und direkt in der Realität.

Denn Tatsache ist, dass industrielles Fast Food größtenteils wertlos ist, uns allerdings durch die Zucker-Fett-Salz-Falle trotzdem süchtig macht.

Die Fast-Food-Konzerne sind die Alchemisten der Wirtschaft. Sie haben tatsächlich einen Trick gefunden, Müll in Gold zu verwandeln, und zwar, indem sie Milliarden Menschen dazu bringen, ihn aufzuessen.

Zucker und Salz sind nicht per se schlecht, auch Fett, Kohlenhydrate und Eiweiß, die weiteren Zutaten der Fast-Food-Industrie, sind es nicht. Vor allem letztere drei sind Grundbausteine jeder menschlichen Ernährung. Was also ist das Problem? Wie ist das jetzt mit Kohlenhydraten, Eiweiß, Fett, Zucker und Salz bei *McDonald's* und Co.?

Im Grunde ist es ganz einfach: Egal was wir essen, unser Stoffwechsel wandelt die Nahrung in Energie um. Wenn die Nahrung von *McDonald's* und Co. kommt, läuft dabei, ohne dass wir es beim Essen merken, einiges schief. Was bittere Folgen für uns haben kann. Aber der Reihe nach.

DAS KOHLENHYDRATE-DILEMMA

Jeder kennt sie, je nach Ernährungstrend gelten sie gerade als gut oder als böse, und wie sie mit unserem Körper interagieren, ist eigentlich leicht zu verstehen: Kohlenhydrate sind vor allem im Getreide (also zum Beispiel im Brot) und in Knollen (also zum Beispiel in Kartoffeln) enthalten und unser Stoffwechsel verwandelt sie in Blutzucker, auch Glykose genannt.

Blutzucker gelangt durch das Blut in die Zellen und versorgt sie mit Energie. Das ist weder gut noch böse, das ist schlicht lebenswichtig.

Kommen wir zu dem Punkt, an dem wir zu viele Kohlenhydrate gegessen haben. Auch kein Problem. Unsere Leber tritt auf den Plan und verwandelt Blutzucker in Glykogen. Dieses Glykogen bildet einen Energievorrat. Das ist ebenfalls lebenswichtig. Denn unser Körper kann bei Bedarf auf diesen Vorrat zugreifen, indem er das Glykogen einfach wieder in Glykose zurückverwandelt.

Nun ist es aber so, dass unsere Vorratsspeicher nicht unendlich groß sind. Ihr Fassungsvermögen ist beschränkt. Die Evolution dachte sich bei ihrer Entwicklung: Ein paar Vorräte anlegen zu können ist okay, aber zu viele müssen es nicht sein, schließlich sollte es laufend Nachschub geben. Bloß, was passiert, wenn unsere Vorratsspeicher gefüllt sind und wir noch mehr Kohlenhydrate essen?

Dann tritt nach der Leber die Bauchspeicheldrüse auf den Plan und produziert das Hormon Insulin. Das Insulin hilft, verkürzt gesagt, die überschüssige Glykose aus dem Blut zu entfernen. Sie verdampft aber nicht einfach oder löst sich irgendwie anders in Luft auf. Vielmehr landet sie als Fett in den Zellen. Das ist der Punkt, an dem die Waage und unser langes Gesicht beim Blick auf ihre Anzeige ins Spiel kommen.

Die Bauchspeicheldrüse ist ein ebenso sensibles wie unersetzliches Organ. Ist sie überlastet oder stellt sie aus anderen Gründen ihre Arbeit ein, ist unser Körper mangels Insulin mit der überschüssigen Glykose überfordert. Wenn sie im Blut bleibt, kann das dramatische Folgen für uns haben. Der Name für diese Folgen lautet Typ-2-Diabetes. Wir sind nun auf eine Insulin-Zufuhr von außen angewiesen, um eine »Überzuckerung« des Blutes zu verhindern. Typ-2-Diabetes ist eine der Zivilisationskrankheiten, die sich geradezu pandemisch ausbreiten.

DIE FETT-LÜGE

Die Nahrungsmittelindustrie hat jahrzehntelang ein weit verbreitetes Missverständnis zu ihren Gunsten und auf unsere Kosten ausgenützt und es sogar noch gefördert. Es bestand darin, dass zu viel Fett von Fett kommt. Fett zu essen macht fett und ist deshalb schlecht, Kohlenhydrate zu essen dagegen ist gut, behauptet sie und verkauft uns mit fetten Gewinnen Kohlenhydrate und fettarme »Light«-Produkte. Der Schaden, den sie mit dieser Fett-Lüge anrichtete, ist enorm. Die Gesellschaft ist übergewichtig. Herz-Kreislauf-Erkrankungen und Diabetes kosten jedes Jahr mehr Menschenleben als die Corona-Pandemie in ihren schlimmsten Phasen.

Heute klärt sich dieser Irrtum allmählich auf, doch die Fast-Food-Industrie tut sich beim Zubereiten der Brötchen, Pommes und Teige nach wie vor keinen Zwang an. Kohlenhydrate, Kohlenhydrate, Kohlenhydrate. Über die Kinder, die sie gezielt mit ihrer Werbung und ihrem Marketing »targetiert«, wie es in der Fachsprache heißt, trägt sie das Missverständnis so gut sie kann von einer Generation in die nächste weiter. Nicht alle Fast-Food-Manager tun das wissentlich und vorsätzlich, immerhin das kann ich zu ihrer Ehrenrettung sagen. Manche fallen auf ihre eigenen Behauptungen selbst herein, wie ich aus eigener Erfahrung weiß. An den mittel- und langfristigen physischen und psychischen Folgen für die Gäste der Fast-Food-Restaurants ändert das nichts.

BITTERER ZUCKER

Die ganze Verantwortungslosigkeit der Fast-Food-Industrie gegenüber ihren Kunden und Gästen drückt sich am deutlichsten beim Thema Zucker aus. Zucker, besonders industriell hergestellter Einfachzucker, auch Haushaltszucker genannt, ist sozusagen die ultimative Kohlenhydrat-Bombe, das Übel in seiner verdichteten Form. Er schießt mit Eiltempo ins Blut, erzeugt dort blitzschnell einen Zuckerüberschuss und verlangt der Bauchspeicheldrüse Schwerstarbeit ab. Der Fast-Food-Industrie ist das egal. Für sie zählt, dass Zucker ein perfekter Geschmacksverstärker ist, mit dem sie auch ihrem Junk befriedigende Geschmackserlebnisse abringen kann.

Fruchtzucker, also die Fruktose, ist trotz seines hübschen Namens kein bisschen besser. Wird er in Form von reinem Obst konsumiert, ist er zwar auf jeden Fall die gesündere Variante, ein Großteil davon landet aber leider trotzdem in der Leber. Die produziert als Folge davon Harnsäure und Fett in Form von Triglyceriden. So steigt das Risiko für nette Dinge wie Fettleber, Leberzirrhose, Leberkrebs, Leberversagen, Gicht und auch wieder Herzerkrankungen.

Die Fast-Food-Industrie setzt zum Süßen ihrer Produkte am liebsten den sogenannten Maissirup zu. Auch sein Name klingt irgendwie sympathisch, so nach Sonnenschein und Ackerbau, in Wirklichkeit ist er als Mischung von normalem Zucker und Fruchtzucker der schlimmste Zucker überhaupt. Auch das ist der Industrie egal. Für sie zählt, dass er von allen Zuckervarianten die billigste ist.

STETER TROPFEN HÖHLT KÖRPER UND GEIST

Zucker ist tonnenweise fast überall drin, in den Broten, in den Saucen und Dressings, natürlich in den Desserts und in den Softdrinks, die in der Fast-Food-Industrie immer eine große Rolle spielen. Denn wer trinkt schon Wasser zu einem Burger? Bier und Wein sind keine Optionen, also bleiben die Zuckerbomben aus den Pappbechern mit den Plastikdeckeln. Wer einmal den schwarzen Sirup gesehen hat, den *McDonald's*-Filialen als »Coca Cola« geliefert kriegen, samt Anleitung, wie sie ihn in kultige Limo verwandeln, weiß, wovon ich spreche. Echt unappetitlich!

Und steter Tropfen höhlt hier nicht nur den Körper. Eine Reihe aktueller Studien belegt, dass häufiger Konsum von Softdrinks dieser Art vor allem bei Jugendlichen zu mehr Aggressionen, Hyperaktivität, Verhaltensstörungen und Depressionen bis hin zur Suizidneigung führt. »Achtung, dieses Getränk kann dein Leben kaputt machen«, müsste eigentlich auf jedem Coke-, Orangensaft- oder Apfelsaft-Becher von *Mc-Donald's, Burger King* und Co. stehen.

Auch hier bietet uns die Industrie eine Alternative an, die keine ist, oder anders ausgedrückt: Die künstlich gesüßten zuckerfreien Light-Versionen sind mindestens genauso schlecht. In einer von 2009 bis 2019 durchgeführten Langzeitstudie untersuchten Forscher die Trinkgewohnheiten von mehr als 100.000 Menschen. Das Ergebnis: Sowohl die Konsumenten von zuckerhaltigen als auch die Konsumenten von künstlich gesüßten Softdrinks hatten ein erhöhtes Risiko für Herz-Kreislauf-Erkrankungen. Eine weitere Studie eines internationalen Forscherteams legt nahe, dass auch künstlich gesüßte Getränke das Diabetesrisiko erhöhen. Anders ausgedrückt: Coke Light und Co. sind mit cleverem Marketing unterstützter Selbstbetrug.

EIWEISS

Wir brauchen Eiweiß genauso wie Kohlenhydrate. So weit, so klar. Doch wie bei den Kohlenhydraten geht es auch bei Eiweiß darum: Welches und wie viel? Wer gerne klassische Fast-Food-Restaurants besucht, tut auch in diesem Punkt genau das Falsche. Wieso? Was ist Eiweiß, wie wirkt es sich auf unseren Körper aus, in welchen Nahrungsmitteln ist es drin und an welchem Punkt wird es gefährlich?

Wenn wir Eiweiß über Fleisch, Fisch oder Eier aufnehmen, wandelt unser Stoffwechsel es in Aminosäuren um, die für den Aufbau unserer Muskulatur verantwortlich sind. Eine wunderbare Sache. Die verbreitete Meinung, dass Veganer beim Eiweiß zu kurz kommen, hat sich auch als falsch herausgestellt. Belegt ist, dass Eiweiß zum Beispiel aus Hülsenfrüchten wie Linsen, Erbsen und Bohnen sogar gesünder ist. So etwa zeigte eine groß angelegte Studie der *Universität von Cornell* und der *Northwestern University* anhand von mehr als 29.000 Teilnehmern, dass zu viel rotes Fleisch die Sterblichkeit erhöht. Wer auf veganes Eiweiß umsteigt, lebt länger.

Interessant ist auch, was Forscher der *University of South Australia* heraufanden. Bei der Karamellisierung, zu der es beim Braten und Grillen von rotem Fleisch bei hohen Temperaturen kommt, entstehen Verbindungen, die sich im Körper ansammeln und die normale Zellfunktion beeinträchtigen können. Ganz abgesehen davon, dass die industrielle Fleischproduktion einen wesentlichen Anteil am Klimawandel hat: durch die »Abgase« des Viehs und durch die Rodung der Regenwälder zur Herstellung von Futtermitteln.

Keine Sorge, das wird jetzt keine Predigt für den Fleischverzicht. Fleisch gehört für mich zu einer ausgewogenen Ernährung, bloß müssen wir uns Gedanken darüber machen, welches Fleisch wir essen, wie oft wir es essen, wie es zubereitet ist und wo und wie die Tiere leben.

Diese Gedanken macht sich die Fast-Food-Industrie natürlich nicht. Ihr ist es egal, wie viel Fleisch ihre Kunden essen und dass ihre Art der Zubereitung vielleicht gesundheitsschädlich ist. Sie setzt vor allem rotes Fleisch ein, das sie bei hohen Temperaturen so schnell wie möglich für ihre Kunden zubereitet. Karamellisierung inklusive.

Gäbe es so etwas wie Kostenwahrheit in der Lebensmittelindustrie,
also müssten Fast-Food-Ketten für die von ihnen verursachten Ge-
sundheitsschäden aufkommen, wären sie alle allein schon wegen der
von ihnen servierten Fleischberge längst alle pleite.

KRANKE FETTE

Fett bedeutet nicht immer gleich Hüftspeck. Es gibt gesunde
Fette, die wichtig für unsere Energieversorgung sind. Dabei han-
delt es sich um ungesättigte Fettsäuren, die vor allem in Lebensmitteln wie Avocados, Erdnüssen und Olivenöl vorkommen.

Die Fast-Food-Industrie bedient sich allerdings einer ungesunden Variante. Sie setzt gesättigte Fettsäuren ein, auch
in ihrem liebsten Küchengerät, der Fritteuse. Das *American
Journal of Clinical Nutrition* veröffentlichte eine Studie, die
einen Zusammenhang zwischen frittierten Produkten und
dem vermehrten Auftreten von Typ-2-Diabetes zeigte. 2017
berichtete das gleiche Journal über den damals erbrachten
Nachweis, dass der häufige Verzehr von Pommes Frites in der
Version der Fast-Food-Ketten das Sterblichkeitsrisiko erhöht.

ULTRA-KAPUTTE REZEPTE

Fast-Food-Konzerne lagern ständig hunderttausende Tonnen
ihrer Produkte, was für sie kaum ein logistisches Problem
darstellt, denn die halten scheinbar ewig. Das ermöglichen
Zusatzstoffe aus der chemischen Industrie, die *McDonald's,*

Burger King, Pizza Hut und all die anderen großzügig einsetzen. Dazu kommen alle möglichen anderen Chemikalien, die Farbe, Geschmack und Mundgefühl beeinflussen. Ohne das alles geht es nicht. Ein hübsches *McDonald's*-Menü würde sonst schmecken wie Socken-Brei mit Pappe-Flocken. Denn was auf die kleinen rechteckigen (und manchmal auch runden) Tischchen kommt, enthält nicht mehr besonders viel Natur. Anders ausgedrückt: Die Produkte der Fast-Food-Industrie sind sogenannte ultraverarbeitete Lebensmittel.

Die sind nicht zu verwechseln mit verarbeiteten Lebensmitteln, die ihre Eigenschaften in abgewandelter Form behalten. Ultraverarbeitete Lebensmittel stellt die Industrie aus sogenannten abgeleiteten Stoffen her, die für den direkten Verzehr nicht bestimmt sind. Wir essen bei *McDonald's* so nette Dinge wie Protein-Isolate, Stabilisatoren, Labor-Aromen, Emulgatoren, Farbstoffe und andere kosmetische Zusatzstoffe. Nur so sind die »Lebensmittel« bei ihrer Herstellung extrem billig, schnell verzehrbar und nahezu ewig haltbar.

Die spanische *Universität Navarra* brachte 2020 auf der europäischen und internationalen Konferenz für Fettleibigkeit anhand einer neuen Studie regelmäßigen Konsum von ultraverarbeiteten Lebensmitteln mit schwerwiegenden Krankheiten wie Bluthochdruck, Fettleibigkeit, metabolisches Syndrom, Depression, Typ-2-Diabetes und verschiedenen Krebsarten in Verbindung.

Besonders problematisch dabei: Diese Lebensmittel verdrängen meist andere, die wir brauchen würden. Anders ausgedrückt: Statt Vitaminen, Ballast- und Nährstoffen kriegen wir Zucker, Salz und Chemikalien, was auf Dauer nicht gut gehen kann. Besonders ein gesundes Herz braucht gesunde Ernährung.

Die Zutaten eines hausgemachten Gerichtes sind jede für sich genieß-bar und wahrscheinlich gar nicht einmal so schlecht. Die Zutaten eines typischen McMenüs, nebeneinander aufgereiht, würden wir nicht ein-mal unseren schlimmsten Feinden zum Verzehr aufzwingen.

SELBER SCHULD?

»Gesund«, das ist bei Lebensmitteln interessanterweise na-hezu ein Unwort. Eine Studie ergab, dass sich Menschen von einem Schokoriegel weniger gesättigt und befriedigt fühlten, wenn »gesund« darauf stand, als wenn die Verpackung des gleichen Riegels zum Beispiel mit der Formulierung »mit ex-tra Nüssen« für ihren Inhalt warb.

Doch mich beschäftigte auch die Frage, ob Konzerne das Recht haben, hunderte Millionen Menschen mit ausgefeilter Werbepsychologie zum Verzehr von chemisch aufgemotztem »Junk« zu verleiten und ihren Bedenken so etwas wie eine Alternativlosigkeit gegenüberzustellen: Wenn du das Fast-Food-Erlebnis haben willst, musst du eben zu uns kommen, dann sitzt du zwar bald in der Zucker-Fett-Salz-Falle, aber das ist dann deine eigene Verantwortung.

Wir könnten tatsächlich sagen, dass alle, die das Zeug es-sen, selbst schuld sind. Was erwarten sie denn? Bio-Huhn in Ein-Euro-Nuggets?

Ich kann das trotzdem so nicht gelten lassen. Wir sollten darauf vertrauen können, dass die Fast-Food-Konzerne und die Zulassungsbehörden für Lebensmittel aus einem Gefühl von Verantwortung handeln. Schließlich können wir uns nicht um alles selbst kümmern. Wozu gibt es ein Netz von Institutionen, das wir mit unseren Steuergeldern finanzieren und das uns die Mühe abnehmen sollte, jedes Produkt genau zu hinterfragen?

Das Dumme ist bloß, dass die Maschen dieses Netzes schon immer zu grob waren und dass die Lobbyisten der Fast-Food-Industrie beharrlich neue Löcher hineinreißen. Es verhindert, dass niemand in einem *McDonald's*-Restaurant während des Verzehrs eines Burgers mit violetten Flecken im Gesicht tot umfällt, aber die ebenso schleichende wie gründliche Zerstörung der Gesundheit kann es nicht abfangen.

Wenn ich das mit Freunden und Bekannten bespreche, bekomme ich oft die Rückmeldung, dass sich die Situation in den vergangenen Jahren in diesem Punkt ja doch wohl verbessert hat. Schließlich sei das Gesundheitsbewusstsein und damit auch die Eigenverantwortlichkeit der Konsumenten gestiegen, meinen sie.

Leider sieht das bloß eine bestimmte Bubble so. Mehr Gesundheitsbewusstsein und Eigenverantwortlichkeit bei der Auswahl der Lebensmittel scheinen Minderheitenprogramme für Menschen ab bestimmten Einkommens- und Bildungsniveaus in bestimmten Ländern zu sein, und selbst die »gönnen« sich gerne mal was. Insgesamt jedenfalls, das ist eindeutig dokumentiert, steigt der Anteil der ultraverarbeiteten Lebensmittel an der Gesamtmenge der Lebensmittel und der Anteil der natürlichen sinkt.

Auch in der Fast-Food-Industrie hat sich die Situation seit meiner Zeit bei *McDonald's* in den vergangenen drei Jahren trotz aller Bio- und Nachhaltigkeitsbeschwörungen weiter verschlechtert. Denn der Effizienz-Druck auf alle Branchen steigt, und die Fast-Food-Industrie kann ihm durch nichts besser begegnen als durch noch mehr denaturierten Junk mit noch mehr Chemie in noch hübscher gestalteten Schachteln.

Ich wäre dafür, dass auf jeder McDonald's- oder Burger King-Schachtel ein Aufdruck wäre: »*Achtung, der regelmäßige Verzehr dieses Produktes schadet Ihrer Gesundheit.*« *Es wäre nichts als die Wahrheit.*

MINIMIZE ME!

Fast Food macht Spaß. Sollen wir ihn uns wirklich
von ein paar US-Konzernen verderben lassen?
Wer sagt, dass Fast Food Müll sein muss?

Ich fragte mich irgendwann, warum ich der Fast-Food-Industrie eigentlich das Recht zubilligte, mir den Spaß am Fast Food zu verderben. Wer sagte eigentlich, dass es immer als Junk daherkommen und mich zwingen muss, über meinen Körper Chemikalien zu entsorgen, die keinen anderen Sinn haben, als die Rendite von im Grunde menschenverachtenden Konzernen zu steigern?

Diese Fragen veränderten mein Ernährungsbewusstsein ein weiteres Mal. Ich war ehrlich zu mir selbst – das ist übrigens auch etwas, das ich nur empfehlen kann, und es brachte mich auf einen Weg, der sich gut anfühlte. Ich wollte Fast Food essen, das sich nicht bloß die Etiketten bio oder vegan verdiente, das also der Umwelt und den Tieren guttat, sondern auch meinen Fitness-, Labor- und Stimmungswerten, und das sexy war und Spaß machte.

Fit, schlank und gesund mit Fastfood, das Spaß macht, dachte ich. Wenn Menschen schon vor mehr als fünfzig Jahren auf den Mond fliegen konnten und wenn sie heute mit Teleskopen in die Vergangenheit blicken und ganze Körperteile mit Druckern herstellen konnten, dann musste das für einen erwachsenen denkenden Menschen ja wohl auch möglich sein.

Ich hatte ein Ziel, und wie viele Ziele kam es mit einer gewissen Euphorie daher. In dieser Euphorie beschloss ich, das Ganze gleich richtig professionell aufzuziehen. Wozu mich der hinlänglich bekannte McDonald's-Film *Supersize me* inspirierte.

Er erschien 2004, als ich gerade Geschäftsführer von *McDonald's* Österreich war. Nicht nur mich, auch viele andere Manager und Mitarbeiter in der Fast-Food-Branche nervte er. Morgan Spurlock hatte ihn rund um einen Selbstversuch gedreht: Er nahm dreißig Tage lang nichts anderes als *McDonald's*-Produkte zu sich, wobei er sich als Regel auferlegte, drei Mahlzeiten täglich und jedes Produkt auf der Speisekarte zumindest einmal in den dreißig Tagen zu essen. Dazu durfte er nicht mehr als 5.000 Schritte pro Tag gehen und immer, wenn ihm ein Restaurant ein »SuperSized«-Menü anbot, musste er es auch bestellen.

Diese dreißig Tage gingen erwartungsgemäß nicht spurlos an ihm vorbei. Aufgrund seiner einseitigen Ernährung und seines Bewegungsmangels ließen gesundheitliche Probleme nicht lange auf sich warten. Seine Laborwerte verschlechterten sich extrem und am Ende des ja vergleichsweise kurzen Versuchs hatte er gleich um 11,1 Kilogramm zugenommen, was 13 Prozent seines Körpergewichts entsprach. Er brauchte danach fünf harte Monate, um neun Kilogramm wieder abzunehmen, und neun weitere Monate für den Rest.

Ich beschloss, Spurlocks Experiment einfach umzudrehen. Ich wollte einen 40-Tage-Selbstversuch machen, in dem ich zeigte, dass fit, schlank und gesund mit Fast Food tatsächlich funktionierte, und zwar mit richtig leckerem, mit Pommes, Saucen, Pizza, Burger, coolen Drinks und allem Drum und Dran. Und zwar mit so viel davon, dass ich kein einziges Mal hungern musste. Mein Slogan lautete:

Minimize me!

DIE ERSTEN SCHRITTE

Woher kriege ich jetzt das Fast Food, das zu meinem Ziel passt
und nicht wie so viele angebliche Fast-Food-Alternativen auf
Rote-Rüben-Scheiben mit Hafer-Brei zwischen Dinkel-Brötchen
hinausläuft? Ich wusste, dass es Antworten auf diese Frage gibt,
ich wusste nur noch nicht, wo.

Die Idee stand also fest, bloß wie umsetzen? Zunächst dräng-
te sich mir die Frage nach den Zutaten auf. Wie konnte ich
leckere Pizzen, Burger und Pommes ohne negative Begleiterscheinungen herstellen? Solche, die mit dem chemiegemach-
ten Lusterlebnis beim Verzehr der klassischen Fast-Food-Pro-
dukte mithalten konnten? Ich musste für mein Experiment
als Erstes jedenfalls Zutaten finden, die mir guttaten und die
trotzdem nicht wie gekochter Brokkoli und Kartoffel natur
oder noch fader schmeckten.

Ich gestehe, dass ich an meinem Vorhaben zwischendurch
auch zweifelte. So viel war aber klar: Entweder ich fand diese Zutaten, oder das Ganze wäre ein Flop. Denn Brokkoli-Burger mit
Vollkorn-Brötchen konnte jeder als neues Fast Food verkaufen.

Zum Glück gehört zu meinen guten Eigenschaften Hartnä-
ckigkeit und ich dachte mir: Wenn mein Experiment funktio-

nierte, könnte ich vielleicht sogar die Fast-Food-Industrie ein bisschen unter Druck setzen. Schließlich käme ihr das unausgesprochene Argument der kleinen Sünde, die eben ihren Preis hat, abhanden. Ihre Kunden könnten dann sagen: »Warum verkauft ihr uns diesen Müll, obwohl es auch anders ginge?« Das einzige Argument, das ihr dann noch bliebe, wäre: »Weil wir mehr verdienen, wenn ihr Müll fresst.«

Klar, dieser Teil gehörte eher zu meinen Träumen als zu meinem Ziel, denn *McDonald's* und all die anderen würden selbst im besten Fall mit mir genauso umgehen wie mit allem, das an ihrem Image zu kratzen vermochte: Einfach ignorieren und konsequent weiter auf die schwer überbietbare Kraft der Formel »Zucker + Fett + Salz = Sucht« setzen. Aber irgendwie war ich damit schon mitten in meinen Recherchen.

Ich schrieb mir eine lose Liste, was meine Zutaten können mussten:

× wenig Kohlenhydrate
× gesunde Fette
× kein zugesetzter Zucker
× gar kein oder wenig zugesetztes Salz
× keine anderen zugesetzten Geschmacksverstärker oder Chemikalien welcher Art auch immer

Da ich mich vierzig Tage lang ausschließlich damit ernähren würde, musste ich sicherstellen, dass ich nach meinem Selbstversuch nicht an Mangelerscheinungen leiden würde, und schließlich musste ich auch noch das Fleischproblem lösen.

Ausschließlich Fast Food bedeutet schließlich, zum Frühstück, zu Mittag und am Abend Burger oder Pizza zu essen. Dass ich mich entschloss, auch Kebab mit ins Programm zu nehmen, machte die Sache auch nicht einfacher. Dreimal am Tag Fleisch ging einfach nicht. Tofu als Fleisch-Ersatz hatte ich schon immer inakzeptabel gefunden, auch schon bevor ich gelesen hatte, dass Frauen die Libido ihrer überaktiven Männer damit dämpfen (um ihre Libido anzuregen, geben sie ihnen übrigens Nato, ein Gericht aus fermentierten Bohnen, das leider so ekelhaft ist, dass ich beim besten Willen keinen Potenz-Burger daraus kreieren wollte).

Ich brauchte vollwertige Zutaten und brauchbare Alternativen für Fleisch, die mich schlank, fit und gesund machen würden, ohne dass sich meine vierzig Tage je wie eine richtige Diät anfühlen würden.

Ich konkretisierte meine Liste. Ich brauchte:

× Fleisch, oder Fleischersatz
× Mehl beziehungsweise Teig für die Burger-Brötchen, Pizza-Böden und Kebab-Brote
× Saucen
× Gewürze
× Öl
× Pommes
× Käse (für Pizzen und Burger)
× Getränk

Die Latte lag auch deshalb hoch, weil ich erst gar nicht damit anfangen wollte, mich selbst zu belügen. Mein Fast Food musste in Sachen Geschmack, Spaß und Sexyness mit jedem anderen Fast Food mithalten können. Sonst wäre das Ganze auch nur Etikettenschwindel, und davon gab es gerade in dieser Branche schon mehr als genug. Hier ist, was ich nach einigen Wochen der Recherchen unter die einzelnen Punkte meiner Liste geschrieben hatte.

FLEISCH UND FLEISCHERSATZ

Wer an Burger denkt, denkt automatisch an Fleisch. Saftiges Faschiertes, oder knuspriges Hühnchen zeichnen die beliebtesten Burger der Fast-Food-Giganten aus. Gibt es dazu brauchbare Alternative? Wenn nicht, konnte ich den Rest meines Vorhabens gleich wieder vergessen. Deshalb fing ich mit diesem Thema an.

Es gibt Bio-Fleisch, das ist schon einmal besser, denn es sollte frei von Angsthormonen, Antibiotika und anderen in der industriellen Tierhaltung großzügig eingesetzten Medikamenten sein und die Tiere sollten sich so ernährt haben, dass sie nicht als körperliche und psychische Wracks zum Schlachter kamen, als Zombies, die Zombiefleisch lieferten. Trotzdem löste Biofleisch die Probleme nicht.

Ich fand jede Menge Kochbücher zum Thema Fleischersatz. Eins mit dem Titel *Schwein ohne Schwein* vom Gründer der *Swing Kitchen*, einer veganen Fast-Food-Kette, fand ich besonders aufschlussreich. Der Mann hatte jahrelang mit Fleischersatz aus Asien experimentiert und nach seiner veganen Erleuchtung das elterliche Land-Wirtshaus so darauf umgestellt, dass die Bauern, die dort einkehrten, kaum merkten, dass nichts an ihrem Cordon bleu, ihrem Wiener Schnitzel oder ihrem Gänsebraten jemals in einem Stall gewesen war.

Ich probierte zwei einfache Rezepte aus und sie funktionierten. Aus Schillingers Fleischersatz ließen sich bestimmt auch Burger, Pizza und Kebab machen, bloß hatte ich da nichts davon. Denn Schillinger hatte sein Lebensziel so klar wie wenige andere Menschen definiert und folgte ihm dementsprechend konsequent: Tierleid verhindern. Ich fand das gut und war gerne dabei, mein Ziel war aber ein anderes: schlank, fit und gesund mit Fast Food, das seinen Namen verdient, zu werden.

Schillinger entsprach von seiner Statur her eher den Klischees eines Dorfwirten (ich hoffe, er nimmt es mir nicht übel, falls er das hier liest) und eine Reihe von Analysen der gängigsten Fleisch-Alternativen von veganer Wurst, veganen Würstel und veganem Fleisch jeder Art, alles längst auch in den Supermärkten zu haben, zeigte: Vorsicht war geboten.

Mit dem Boom des Vegetarismus und des Veganismus hatte die Entwicklung von Fleischersatz einen Boom erlebt. Immer neue Varianten sind in den Laboren der Lebensmittelhersteller entstanden. Sogar Discounter bieten inzwischen vegetarischen Aufschnitt oder fleischlose Burger-Bratlinge an. Die haben allerdings alle das gleiche Problem. Sie schmecken fad und werden dementsprechend aufgemotzt. Da liegt der Griff in die Plastikfässer mit den Geschmacksverstärkern nahe, womit wir wieder bei Zucker und Salz sind, aber auch bei Farbstoffen und diversen anderen Chemikalien, die das Mundgefühl der fleischlosen Happen an das von Fleisch anpassen. Zudem sind wir hier auch fast schon wieder im Bereich der ultra-verarbeiteten Lebensmittel. Denn diese Produkte werden zum Beispiel mehrfach erhitzt, wieder gekühlt und getrocknet. Manche davon eigneten sich eher für Mastkuren als für Diäten. Ganz abgesehen vom Reflex der Hersteller, nicht die besseren, sondern die billigeren Zutaten zu verwenden. Palmöl zum Beispiel, das zu achtzig Prozent aus gesättigten Fettsäuren besteht und eine echte Cholesterinbombe ist. Doch Ölpalmen sind dreimal so ertragreich wie Raps und beanspruchen für den gleichen Ertrag nur etwa ein Sechstel der Fläche von Soja.

Wer weniger Fleisch vor allem vom Rind und Schwein isst, mag also Tierleid verhindern und Fleischersatz auf Basis von Getreide oder Soja mag eine gute Eiweißquelle sein, dennoch stellte sich mir bald die Frage, ob im Zweifelsfall der »Ham« aus dem Burger nicht die gesündere Wahl ist.

Ich suchte weiter und entdeckte etwas, das am Lebensmittelmarkt bestimmt eine winzige Nische bildet. Es war eine Art Hybrid-Fleisch. Die eine Hälfte bestand aus echtem Fleisch, die andere aus Pilzen.

Obwohl alle Zutaten, zu denen neben dem echten Fleisch und Pilzen auch Hirse und Gewürze gehörten, zu hundert Prozent bio waren, klang das auf Anhieb nicht besonders verlockend. Es klang eher nach Gepantsche abgehobener Ernährungsfreaks in einem fernöstlichen Labor. Aber ich war nun einmal am Sondieren und Experimentieren.

Wo konnte ich diese Geheimtipp-Ware kaufen? Hersteller war in Wirklichkeit ein unverdächtig wirkendes österreichisches Start-up und ich stellte zu meiner Überraschung auch fest, dass die Ware weniger Geheimtipp war, als ich angenommen hatte. Das Hybrid-Fleisch lag auch schon in den Kühltruhen diverser Supermärkte.

Die Start-up-Gründer tickten ähnlich wie der *Swing Kitchen*-Gründer, nur dass bei ihnen weniger das Verhindern von Tierleid als das Retten des Klimas im Vordergrund stand. Sie garnierten ihr Fleisch mit dem guten Gefühl für Konsumenten, den exorbitanten CO_2-Verbrauch bei herkömmlicher Fleischerzeugung um die Hälfte zu reduzieren. Was sich auch vorrechnen ließ. Ein Burger mit dem Hybrid-Fleisch sparte der Umwelt, die Angaben des Start-ups hochgerechnet, 1,5 Kilo CO_2 und tausend Liter Wasser.

Das war ein netter Nebeneffekt, aber mir ging es wie gesagt um andere Faktoren. Weniger Fleisch war gesünder, das stand fest. Wenn Pilze es ersetzten, wäre das umso besser. Sie sind reich an essenziellen Aminosäuren, enthalten wenig Fett, sind ein Lieferant von gesunden Proteinen und verfügen über diverse Spurenelemente sowie Vitamine. Zu Letzteren gehören das Vitamin C, einige Vitamine der B-Gruppe und sogar das Vitamin D, das wir sonst nur beim Sonnentanken aufnehmen. Zur Altersvorsorge eignen sie sich auch. Eine Studie wies nach, dass Menschen, die regelmäßig Pilze essen, ein deutlich niedrigeres Demenzrisiko haben. Also her mit dem Hybrid-Zeug.

Bei der Verkostung war ich überrascht. Das Hybridfleisch schmeckte genau wie Fleisch. Mein Check der Verpackungshinweise ergab einen hohen Anteil an Eiweiß, einen geringen Anteil an Kohlenhydraten und kaum Zucker. Kaum vorzustellen, was es für diesen Planeten und seine Bewohner bedeuten würde, wenn die Fast-Food-Industrie auf dieses Hybrid-Fleisch umsteigen würde. Milliarden Tonnen an CO_2- und Wasser-Ersparnis und eine Entlastung der Gesundheitssysteme um Milliarden von Euro wären die Folge.

Wäre ich ein Typ gewesen, der gerne ab und zu Fast Food isst und dieses kulinarische Hobby etwas gesünder gestalten will, hätte ich jetzt bei künftigen derartigen Mahlzeiten zwischen echtem und Hybrid-Fleisch abgewechselt und meine Tiefkühltruhe mit Vorräten für solche Gelegenheiten bestückt. Allerdings war mein Plan wie gesagt ein anderer. Drei Mal täglich Hybrid-Fleisch wäre noch immer zu viel Fleisch.

Die Empfehlungen der meisten Ernährungswissenschaftler und Ärzte lagen bei etwa zwei- bis dreimal Fleisch die Woche. Doch bei mir ging es auch nicht um die Strandfigur-Variante meines Fast-Food-Hobbys, sondern um mehr. Bei mir ging es noch dazu um »Minimize me«, und gerade da wären drei Mal am Tag Fleisch auch dann noch zu viel, wenn es zur Hälfte aus Pilzen und diversem veganem Kram bestehen würde. Ich konnte also das Hybrid-Fleisch in meinen Speiseplan einbauen, aber da musste noch mehr gehen.

Ich sah mir also alle veganen Fleisch-Alternativen an, die einigermaßen problemlos zu haben sind. Zunächst kontrollierte ich sie mit der App »Codecheck«: Barcode mit dem Handy einscannen und schon stehen auf dem Display rote und grüne Werte für Zucker oder Kalorien sowie andere Warnhinweise, zum Beispiel auf gesättigte Fette. Einiges schied da schon aus. Bei den Produkten, die blieben, sah ich mir die Verpackungshinweise genauer an und wenn ich auch da keine Vorbehalte entwickelte, probierte ich sie aus.

Einige waren absolut in Ordnung, zumal, wenn dann auch noch die passenden Saucen dazukämen. Welcher Fast-Food-Liebhaber ist schon Gourmet genug, um den Unterschied noch dramatisch zu finden. Ich bin es jedenfalls nicht.

Ich konnte also statt zwischen echtem Fleisch und Hybridfleisch zwischen Soja-Weizen- und Hybridfleisch abwechseln, womit mein Fleischkonsum gegenüber meiner Ur-Variante schon auf ein Viertel reduziert wäre. Der Planet, seine Bewohner inklusive der Tiere, meine Gesundheit und meine Figur würden es mir hoffentlich danken.

Trotzdem suchte ich weiter nach Möglichkeiten für fleischlose Pattys (so heißen die leckeren runden und meistens braunen Dinger in der Mitte eines Burgers, egal, woraus sie gemacht sind). Ich war einfach neugierig. Was gab es da noch?

Meine nächste Entdeckung machte ich in Deutschland. Ich wurde auf eine Mischung aus pflanzlichen Eiweißen aufmerksam, die einfach als weißes Pulver kam, als ich sie bestellte. Angeblich musste ich sie bloß mit Wasser vermischen, kneten und nach Geschmack würzen. Dann schmeckte sie angeblich wie Fleisch und sah auch so aus.

Wenn das stimmte, dann hätten McDonald's und Co., die ihre Lebensmittel bei Bedarf endlos lagern wollten, nicht einmal mehr das logistische Argument für ihre völlig denaturierten ultra-verarbeiteten Produkte. Denn was wäre leichter zu lagern und zu transportieren als »Fleisch«, das aus weißem Pulver bestand?

Ich wollte mehr wissen und setzte mich mit dem Hersteller in Verbindung. Er bestätigte mir den auf der Verpackung angegebenen niedrigen Kohlehydratanteil von rund zehn Gramm je Kilo und den akzeptablen Zuckergehalt von rund sechs Gramm je Kilo. Als ich ihm von meinem Plan erzählte, lud er mich spontan zu sich nach Hause ein, um gemeinsam nach seinen Anweisungen Pulver-Patties anzurühren und zu backen oder zu braten. Also setzte ich mich ins Auto und fuhr los.

Im Laufe des Gesprächs erfuhr ich, dass der Mann ein gebürtiger Schweizer war, einer der veganen Pioniere seines Landes, und dass er sich bereits seit Jahrzehnten mit gesunder und nachhaltiger Ernährung befasste. Mit seinen siebzig Jahren war er so etwas wie ein Bio-Weiser, aber er eignete sich auch als Vorbild. Denn er wirkte jung, neugierig, fröhlich und körperlich topfit.

Wir hielten uns aber nur kurz mit Nettigkeiten auf und gingen dann in seine Küche. Schließlich trieb mich so etwas wie ein innerer Auftrag an und ich wollte keine Zeit verlieren. Wir mischten gemeinsam das von ihm entwickelte Pulver mit Wasser, verfeinerten die Masse mit Kräutern und Gewürzen und kneteten sie ordentlich durch. Nach einer Ruhezeit von etwa dreißig Minuten schnitten wir den Teig in Scheiben und brieten ihn in aller Ruhe in Pflanzenöl.

Ich fand das Ergebnis erstaunlich. Dass die Patties vor einer halben Stunde noch wie Mehl ausgesehen hatten, war kaum zu glauben. Die Gäste eines Hauben-Restaurants hätten den Unterschied zwischen den Pulver- und Echtfleisch-Patties wahrscheinlich auch nach einer Flasche Dom Perignon noch bemerkt, nach einer zweiten aber vielleicht schon nicht mehr.

Es war schwieriger, sich Patties selbst zu machen, als sich vom Lieferservice gleich die fertigen Burger kommen zu lassen, aber auch dieses Problem konnte ich in den Griff kriegen. Ich würde Patties machen, wenn ich gerade Lust und Zeit hatte, und dann immer gleich so viele wie möglich, um sie einzufrieren.

Ich hatte jetzt also drei Lösungen für mein Fleisch-Problem: Hybrid-Patties aus dem Supermarkt, Weizen-Soja-Patties aus dem Biomarkt oder auch aus dem Supermarkt und Pulver-Patties aus meiner Tiefkühltruhe. Die Praxis würde zeigen, was sich auf meiner persönlichen Speisekarte durchsetzen würde. Das ist letztendlich eine Frage von Geschmack und aktueller Verfügbarkeit, und beides verhält sich bei jedem Menschen je nach kulinarischen Vorlieben, Wohnort und Tag anders.

BRÖTCHEN UND TEIGWAREN

Burger, Pizzen und Kebab haben eines gemeinsam: Alle haben eine Komponente in Form von Brot oder Teig. Brot und Teig enthalten aber in den meisten Fällen besonders viele Kohlenhydrate. Ich suchte also auch hier nach Alternativen, und bei einer davon kam es mir fast vor, als hätte sie mich gesucht. Denn wie es manchmal so ist, wies mich ein Bekannter, der gar nichts von meinem Vorhaben wusste, ausgerechnet zu der Zeit auf einen gewissen Markus Berndt hin.

Dessen Geschichte war bereits relativ bekannt, ich hatte sie allerdings noch nicht mitbekommen.

Im April 2012 hatten Ärzte während einer Routineuntersuchung Typ-2-Diabetes bei ihm diagnostiziert. Obwohl er bis dahin keine Symptome wahrgenommen hatte, waren seine Zuckerwerte so hoch gewesen, dass Insulin-Injektionen unvermeidlich schienen. Würde er nicht sofort mit einer dementsprechenden Behandlung starten, würden ihm Herzinfarkt, Schlaganfall, Nierenversagen oder sogar eine Fußamputation drohen, hieß es. Doch Markus Berndt hatte andere Pläne, als auf Dauer an der Insulin-Nadel zu hängen. Er änderte sein Leben. Neuer Speiseplan, neues Bewegungsprogramm. Er nahm in wenigen Wochen 13 Kilo ab und danach auch nicht mehr zu.

Die Literatur ist voller Geschichten wie jener von Berndt. Menschen geraten in eine gesundheitliche Krise, ändern ihre Lebensgewohnheiten und sind so begeistert davon, dass sie zu Botschaftern ihres eigenen Lebensstils werden. Inspirierend sind sie meistens und glaubwürdig teilweise. Dass diese eine Sache, die ihnen geholfen hat, auch allen anderen helfen kann, ist zumindest fragwürdig und dass das auch noch ganz leicht geht, wie sie immer behaupten, ist jedenfalls Unfug.

Immerhin gab es in Berndts Geschichte einen Punkt, der mich interessierte: Er hatte vor allem auf wenige Kohlenhydrate gesetzt und damit neben seinem Gewicht auch gleich seine Blutzuckerwerte soweit gesenkt, dass selbst die Ärzte verblüfft waren. Mich interessierte: Wie hatte er das geschafft? Schlummerte da ein Geheimnis, mit dem ich die in der Fast-Food-Industrie omnipräsenten Kohlenhydrate durch etwas anderes ersetzen konnte?

Tatsächlich sah es danach aus, denn Berndt hatte aus seiner Erkenntnis und seinen Selbsterfahrungen mit weniger Kohlenhydraten inzwischen ein Business gemacht. Er hatte eigene Produkte kreiert, und natürlich handelte es sich um kohlenhydratarme Backwaren. Der Teig bestand mehrheitlich aus Mandelmehl, Eiweißpulver und Hirse. Seine Produkte sind nicht nur stark kohlenhydratreduziert, sondern stellen auch eine ergiebige und wertvolle Ballaststoff- und Proteinquelle dar.

Im Wesentlichen handelte es sich um Süßspeisen, weshalb ich skeptisch war, ob mir seine Rezepte weiterhelfen würden, aber einen Versuch war es wert. Es konnte immerhin sein, dass er auch Ideen für normales Brot hatte, die sich für Burger-Brötchen übernehmen ließen.

Ich rief ihn an, erklärte ihm mein Vorhaben und auch er war spontan zu einem Treffen bereit. Es stellte sich heraus, dass er tatsächlich schon seit längerem an Rezepten sogar speziell für Burger-Brötchen arbeitete. Sie funktionierten nach dem gleichen Muster wie die für seine Süßspeisen. Auch sie gingen allerdings eher in die süße Richtung, denn sie waren für Briocheteig gedacht. Das störte mich nicht unbedingt, denn Burger-Lokale aller Art entdeckten gerade Brioche-Teig als Ergänzung zu ihrem Standard-Programm, allerdings reichte mir das noch nicht. Ich wollte auch noch eine würzige Variante finden.

Schließlich stieß ich auf eine Backmischung, die anscheinend genau meinen Vorstellungen entsprach. Sie enthielt weder Weizen- noch Roggenmehl, keine Konservierungsstoffe, überhaupt keine künstlichen Zusatzstoffe und war natürlich vegan und kohlenhydratarm. Genauer gesagt um neunzig Prozent ärmer an Kohlenhydraten als normale Brotbackmischungen. Die Backmischung setzte sich vor allem aus Inhaltsstoffen wie Sonnenblumenkernen, Weizeneiweiß, Leinsamen, Sojaschrot und Hefe zusammen.

Dass ich meine Burger-Brötchen selbst herstellen würde, damit hatte ich mich schon halb abgefunden. Doch auch hier plante ich mit meiner Tiefkühltruhe. Einmal Backtag im Monat war in Ordnung, fand ich, solange das Ergebnis stimmte.

Beim Lieferservice anrufen oder am Heimweg im Drive-in vorbeifahren war einfacher, das schon, aber ich sah das Ganze als Abenteuer. Radio einschalten, mit jemandem plaudern, und sei es über das Headset am Telefon, und dabei Brötchen backen, warum nicht? Der Duft würde sich ausbreiten und ich würde einmal etwas ganz anderes tun als sonst. Besonders wenn ich den Dreh einmal heraus hatte und nicht mehr zittern musste, ob die Brötchen gelingen würden, konnte das vielleicht richtig entspannend sein.

Ich bestellte also die Backmischung und wartete gespannt auf ihr Eintreffen. Die Zeit bis dahin nützte ich, um mir passende Backformen aus Silikon zu beschaffen. Damit konnte ich gleich große Brötchen in der richtigen Form herstellen. Schließlich war es mir nach wie vor wichtig, dass meine eigene kleine Fast-Food-Manufaktur skalierbar und theoretisch durch einen mit Altruismus und Verantwortungsbewusstsein infizierten Fast-Food-Riesen übernehmbar war. Außerdem bin ich weder Meisterkoch noch Meisterbäcker, weshalb meine Brötchen ohne Form vermutlich plump ausgefallen wären.

Entgegen meinen eigenen Erwartungen kriegte ich die Brötchen gleich beim ersten Mal hin und es machte tatsächlich Spaß. Selbst ohne Radio und Telefon. Ich fing an, mit Gewürzen zu experimentieren, damit die Brötchen genauso schmeckten, wie ich sie mir vorstellte. Sie sollten so nahe wie möglich am Original sein, und ich muss zugeben, dass in meinem Kopf als Original nach wie vor das Burger-Brötchen meines früheren Dienstgebers abgespeichert war.

Ich schrieb immer genau mit, wovon ich wie viel bei welcher Variante verwendete, und fühlte mich dabei nun auch wie ein Alchemist, aber wie ein guter. Ich verwandelte Staub in Brötchen und unter meinen Händen entstand die bunte fröhliche Welt des Fast Food.

Ich verwendete Gewürze wie Anis, Sesam, Fenchel und Kümmel und fand dabei relativ rasch heraus, dass meine selbst gebackenen Burger-Brötchen nicht nur gleich gut wie die mir vertrauten von *McDonald's* sein können, sondern sogar besser. Das Rezept, bei dem ich bleiben würde, ist mit vielen anderen Rezepten im Kapitel »(Nicht ganz) einfach & (nicht ganz) schnell« weiter hinten in diesem Buch nachzulesen.

PIZZABODEN UND KEBAB-BROT

Bei Pizzaböden war die Suche relativ einfach. Es gibt viele gesunde Alternativen, aus denen ich wählen konnte. Ich entschied mich für zwei Varianten, einen fertigen Low-Carb-Pizzaboden, den ich nur noch belegen und backen musste, und eine Pizzateig-Backmischung ohne Weizenmehl und mit nur zwei Gramm Kohlenhydraten, dafür mit hohem Eiweiß- und Ballaststoffanteil. Auch die zweite Variante war relativ einfach in der Anwendung. Geschmacklich fand ich beide in Ordnung. Ein Befund, der sich nicht verallgemeinern lässt, aber wer gesunde Pizza haben will, braucht wirklich nur Geduld beim Ausprobieren. Da findet sich für jeden Geschmack etwas. Ähnliches wie für den Pizzaboden gilt für Kebab-Brot. Das Angebot ist hier nicht ganz so breit, aber breit genug.

KETCHUP

Ich konnte mich meiner nächsten großen Aufgabe stellen, den Saucen. Bei *McDonald's* sind die Saucen fast schon Kult. Ob Süß-Sauer, Curry, Barbecue oder Steakhouse, die meisten Stammgäste haben ihre eigenen Favoriten. Was die wichtigste Zutat aller *McDonald's*-Saucen ist, hat sich inzwischen herumgesprochen und erklärt dadurch auch, warum sich die Saucen nahtlos in das restliche Junk-Programm einfügen.

Nehmen wir zum Beispiel die Süß-Sauer-Sauce. Auf der Zutatenliste stehen auf Platz eins Aprikosenmark (also Zucker), auf Platz zwei Glukose-Fruktose-Sirup (also Zucker) und auf

Platz drei – Zucker! Insgesamt sind das 39,2 Gramm Zucker auf hundert Milliliter, also noch mehr als beim klassischen Ketchup, das wegen seines hohen Zuckergehaltes schon schwer in Verruf geraten ist. Bei Ketchup der Marke Kraft zum Beispiel sind es »nur« 21 Gramm auf hundert Milliliter, also etwa halb so viel.

Mir war klar: Gegen den miesen Zuckertrick anzukommen, könnte bei der Beschaffung beziehungsweise Herstellung von Saucen, die richtig lecker und trotzdem gesund sein sollen, schwierig werden. Doch da musste ich durch. Wenn ich bei den Burgern in punkto Fleisch und Brötchen auf neunzig bis 95 Prozent Geschmackserlebnis kam, würde ich mit der perfekten Sauce auf hundert kommen, und wenn sie noch perfekter war, sogar auf mehr.

Denn am Ende spielte der Geschmack des Fleisches und des Brötchens zwar eine Rolle, aber das Spiel machte die Sauce. Die Burger lebten mehr oder weniger von den Saucen. Schließlich waren zwei gleiche Burger mit zwei verschiedenen Saucen fast schon wie zwei verschiedene Gerichte. Saucen durften bei meinem Vierzig-Tage-Selbstversuch also weder fehlen noch langweilig sein.

Ich fing mit der Mutter aller Fast-Food-Saucen an, dem Ketchup. Wenn das *McDonald's*-Ketchup im Vergleich zu den anderen *McDonald's*-Saucen noch geradezu eine Diät-Variante war, kam es für mein Vorhaben trotzdem nicht infrage. 21 Gramm Zucker auf hundert Milliliter Sauce waren noch immer verrückt. Zum Vergleich: Ein Stück Schwarzwälder Kirschtorte, die wir uns nicht so einfach »gönnen«, enthält zwölf Gramm Zucker.

Ich fragte mich: Was ist Ketchup eigentlich? Es ist nichts anderes als püriertes Tomatenmark mit Gewürzen, Zucker und Farb- sowie Konservierungsstoffen. Im Grunde ein Produkt, das sich leicht herstellen ließ. Dementsprechend viele alternative oder zumindest als alternativ gepriesene Angebote fand ich, auch von großen Herstellern wie *Felix*. Zuckerreduziert oder überhaupt zuckerfrei stand darauf, wobei ich hier wieder beim Thema Süßstoffe landete.

Alternative Hersteller boten Bio-Ketchups an, zum Beispiel fand ich ein »Kinder-Ketchup« aus Tomatenmark (77,0 Prozent), Apfeldicksaft (15 Prozent), Branntweinessig, Sonnenblumenöl, Meersalz und Zwiebeln.

Apfeldicksaft ist ein natürliches Süßungsmittel, das eine etwas geringere Süßkraft als Zucker besitzt und im Schnitt etwa 35 Prozent weniger Kalorien hat. In der einzigen Bewertung dieses Ketchups, die hausgemacht wirkte, stand: »Nicht nur für Kinder geeignet! Auch mir und meinem Mann schmeckt es.« Mir schmeckte es allerdings weniger. Es fehlte dieses gewisse Ketchup-Prickeln, das echte Fast-Food-Fans einfach brauchen.

Auch hier muss wohl jeder, der wie ich Fast Food liebt und trotzdem schlank, fit und gesund bleiben will, seine eigene Wahl treffen. Ich jedenfalls stieß bei meiner Online-Suche auf eine junge Engländerin, die es sich zur Aufgabe gemacht hatte, gesundes Ketchup zu produzieren, das so wohlschmeckend war, dass es auch in der Fast-Food-Community eine Chance hatte.

Auch sie rief ich an, und selbst über das Telefon konnte ich ihre Begeisterung für ihre Sache spüren, was mich zusätzlich bei meiner eigenen motivierte. Sie erzählte mir, dass sie anfangs nur für den Eigengebrauch an einer gesunden Alternative zu den klassischen Ketchups arbeitete, dann aber auch Freunde und Bekannte davon begeistert gewesen waren und sie dem Ganzen schließlich einen Namen gegeben und es auf den Markt gebracht hatte. Ihr Ketchup enthält neben Tomaten und geröstetem Pfeffer, der die nötige Süße liefert, Fenchel, Knoblauch, Rosmarin und ein wenig Olivenöl.

Ich war begeistert, umso mehr, nachdem ich die Probelieferung getestet hatte. Wenn ich ein klassisches Industrieketchup und die englische Hausmarke parallel verkostet hätte, hätte ich sicher den Unterschied gemerkt, aber so war ich einfach glücklich. Das Ketchup prickelte. Es schmeckte und nichts fehlte. Das kam mir wie ein richtig großer Durchbruch vor. Wenn sich der gemeine Zuckertrick beim Ketchup so leicht vermeiden ließ, dachte ich, was war dann sonst noch alles möglich?

Das Ketchup der jungen Engländerin hatte allerdings einen entscheidenden Nachteil. Es ist in Deutschland und Österreich selbst bei Online-Bestellung nicht ganz leicht und vor allem nicht immer erhältlich. Was nicht weiter tragisch ist. Denn Ketchup herzustellen ist keine Hexerei. Wer das richtige Rezept einmal kennt, tut sich leicht damit.

Im Kapitel mit den Rezepten findet sich deshalb auch eins für die Mutter aller Saucen, das einwandfrei funktioniert und mit dem *McDonald's* wahrscheinlich mehr zur Rettung der Welt beitragen könnte als mit der *Ronald McDonald*-Kinderhilfe. Die Fast-Food-Kette würde ihr, der Welt und deren Kindern, hunderttausende Tonnen an Zucker ersparen, die sie Jahr für Jahr über das Ketchup durch deren Blutbahnen schleust.

WEITERE SAUCEN

Um Abwechslung in mein Experiment zu bringen, brauchte ich weitere Saucen in möglichst vielen Geschmacksrichtungen. Auch hier konnte ich bei meiner Suche aus dem Vollen schöpfen. Im Internet finden sich zahlreiche Anleitungen zum Selbermachen von Low-Carb-, Bio- und gesunden Saucen. Einige davon warben offensiv mit Formulierungen wie »verdammt nah dran am goldenen M«, woraus ich schloss, dass ich nicht der Erste war, der sich vom Müllentsorgungskunden zum gesunden Fast-Food-Fetischisten wandeln wollte, ohne dabei auf die Vorteile der McDonald's-Saucen zu verzichten.

Aber ging das bei anderen Saucen genauso leicht wie beim Ketchup? Anscheinend nicht. Viele dieser Saucen sahen aus wie schräge Gemüse-Beilagen bei einem Kindergeburtstag in einer Veggie-Clique, und ihre Erfinder priesen sie trotzdem als perfekte Alternative für Burger an. Zum Beispiel eine Sauce, die den Namen »würzig süßes Gurkenrelish« trug.

Sie bestand aus Gewürzgurken, Zwiebel, roter Paprika, Zucker, Apfelessig, Senf, Salz und Selleriesalz. Was daran »goldenes M« sein sollte, wurde mir nicht klar. Abgesehen vielleicht von der heftigen Menge an Zucker und Salz, die auch diese Sauce erforderte, und die im Rezept nach oben offenblieb. Denn ihr Erfinder empfahl, sie am Ende mit Senf abzuschmecken, der ebenfalls Zucker enthält, süßer sogar mehr als Ketchup. Vom Anspruch, gesund zu sein, blieb da eigentlich nur noch der fade grünbraune Latzhosen-Look des Gurken-Breis.

Ich fand einen Anbieter, dessen Saucen nicht nur zucker-frei, sondern überraschenderweise auch fettfrei waren. Der Produktmanager argumentierte am Telefon unaufgeregt und auch er fand mein Experiment interessant. Innerhalb we-niger Tage hatte ich eine Auswahl der Saucen mit verschie-denen Geschmacksrichtungen im Haus. Von Indian Curry, Sweet-Thai-Chili und American-BBQ bis hin zu Curry-Ket-chup, Aioli und Mayonnaise war für jeden Geschmack etwas dabei. Großteils setzten sich die Saucen aus Wasser, Verdi-ckungsmittel, Guarkernmehl, Zitrusfasern, Kartoffelstärke, Essig und verschiedensten Gewürzen zusammen. Wie das industrielle Ketchup auch, kamen die Saucen in Kunststoff-fläschchen à 265 Milliliter an, was Lagerung und Portionie-rung erleichterte.

Fazit: Bei Saucen ist wie beim Fleischersatz das Angebot an Alternativen groß. Vieles davon »funktioniert« als Ersatz für die Produkte des »goldenen M« einfach nicht, weil es geschmack-lich oder vom Mundgefühl her nicht mithalten kann oder erst recht wieder voller Zucker und Salz ist. Doch mit etwas Geduld finden sich für jeden Geschmack Saucen, denen das Attribut »gesund« kaum anzumerken ist. Einige Rezepte zum Selber-machen finden sich ebenfalls weiter hinten im Buch.

GEWÜRZE

Jeder kennt den Spruch: Gewürze sind die wahren Helden der Küche. Schon klar, aber welche Rolle genau spielen sie bei Fast Food? Ich sehe das so: Die Fast-Food-Ketten verwenden Zucker, Salz und Fett als Geschmacksverstärker, ich verwende Gewürze. Als ich mich damit beschäftigte, stellte ich zudem fest, dass Gewürze mehr können als Gaumenfreuden zu steigern. Hier die Auswahl der Gewürze, die ich für meinen Selbstversuch traf, samt einem kurzen Profil von jedem.

CHILI

Fast Food ohne Chili geht gar nicht, zumindest nicht für mich. Warum, das brauche ich nicht zu erklären. Doch neben dem Pepp, den Chili den Burger-Rezepten verleiht, hat es noch einige andere Wirkungen, die durch ernährungswissenschaftliche Analysen belegt sind.

Vorweg ein Wort zu Analysen dieser Art. Es gibt sie mittlerweile für Kartoffeln und Kaffee, für Parmesan und Pampelmusen, für Eier und Eis, für Schokolade und Schimmelkäse und praktisch für jedes andere Lebensmittel, und sie verweisen immer auch auf positive gesundheitliche Wirkungen. Das hat damit zu tun, dass jedes Nahrungsmittel zwangsläufig irgendwelche Nährstoffe enthält und die zwangsläufig auch für etwas gut sind, weil sie sonst ja keine Nährstoffe wären.

Dabei kommen die Analysen, je nach Standpunkt und Perspektive der Analysten, teils zu konträren Ergebnissen. Milch schwächt die Knochen, sagen die Veganer, Milch stärkt die Knochen, sagt die Milchindustrie. Fest steht für mich: Verallgemeinern lassen sich diese Dinge meist ohnedies nicht, weil uns Menschen vor allem eint, dass wir alle anders sind. Und nur weil ein Lebensmittel wertvolle Inhaltsstoffe hat, ist es noch kein Wundermittel, wie es dann oft gleich heißt.

Solchen Analysen zufolge ist Chili gut fürs Herz (sagt die *American Heart Association*), und der darin enthaltene Wirkstoff Capsaicin, der für die charakteristische Würze verantwortlich ist, wirkt entzündungshemmend, antioxidativ und blutzuckerregulierend. Dazu soll Chili gegen Krebs vorbeugen.

Eine Studie des *Brigham Woman's Hospital*, einem Lehrkrankenhaus der *Harvard Medical School*, stellte einen Zusammenhang her, den ich besonders interessant fand. Mit dem Konsum von Chili geht demnach ein Gewichtsverlust einher, und zwar insbesondere ein Verlust von Bauchfett. Auch andere Studien konnten nachweisen, dass Chili beim Abbau von Fett helfen kann.

Wer scharf nicht verträgt, sollte trotzdem auf Chili verzichten, und wer jetzt glaubt, einfach eine Chili-Diät starten zu können, dem kann ich nur abraten. Solche Einzelwirkungen können vielleicht unterstützen, aber ich würde sie genauso wenig wie solche Analysen insgesamt überinterpretieren.

Mir fällt dazu ein Mann ein, der in den 1990er-Jahren jeden Tag zehn Liter probiotisches Joghurt zu sich nahm, weil eine vom Hersteller selbst beauftragte Studie behauptet hatte, diese Joghurts würden vor Krebs schützen. Der arme

Mann starb tatsächlich nicht an Krebs, dafür aber an einer Joghurt-Überdosis, und zwar nach wenigen Wochen seiner Wahnsinns-Diät.

Ich jedenfalls habe scharfes Essen schon immer gemocht, weshalb meine Burger-Rezepte reich an der Zutat Chili sind. Das Gewürz gibt es aber auch in milden, beinahe süßlichen Varianten, für alle, die bei den scharfen fünf Taschentücher für den Schweiß auf der Stirn und drei Krüge kaltes Leitungswasser zum Feuerlöschen im Rachen brauchen.

INGWER

Auch Ingwer lässt sich mit dem guten Gefühl verwenden, dass er nicht bloß für den Geschmack, sondern auch für die Gesundheit etwas tut. Die Knolle enthält einen Immunverstärker, also einen Stoff, der unser Immunsystem stärkt. Er heißt Gingerol und soll antibakteriell und entzündungshemmend sein. Weshalb Ingwer, zu einem Tee aufgekocht, bei Grippe Wunder wirkt.

Außerdem ist Ingwer eine Quelle für das Vitamin C und die Mineralien Kalium und Magnesium und hilft dabei, den Blutzuckerspiegel konstant zu halten. Zumindest war das in einem Artikel der renommierten medizinischen Fachzeitschrift *Planta Medica* nachzulesen und es bedeutet, dass Ingwer auch vor Heißhungerattacken schützt. Ich nahm jedenfalls extra einen Asia-Burger in den Speiseplan für meinen Selbstversuch auf, als Trägerrakete für die Wunderwaffe Ingwer sozusagen.

KNOBLAUCH UND ZWIEBEL

Ja eh, Knoblauch ist gesund, das haben schon unsere Groß-
mütter gepredigt. Das Geheimnis liegt allerdings weniger im
»Knob« als vielmehr im »Lauch«: Eine Studie, über die das
Asia Pacific Journal of Clinical Oncology berichtete, wies nach,
dass Gemüse der Sorte Lauch, zu denen Zwiebel, Lauch und
Knoblauch gehören, gegen Darmkrebs vorbeugen.

Demnach war das Risiko, an Darmkrebs zu erkranken, bei
Erwachsenen, die große Mengen Lauchgemüse konsumier-
ten, gleich um 79 Prozent geringer als bei Lauch-Verweige-
rern. Cholesterinspiegel, Herz, Kreislauf und Übergewicht,
auch da sind Lauchgemüse nützlich, wie alle möglichen Studien belegen.

Knoblauch und Zwiebel können zudem helfen, die Lücke
zu schließen, die der Verzicht auf die Geschmacksverstärker
von *McDonald's*, *Burger King* und Co reißt. Sie erfüllen einen
ähnlichen Zweck auf natürlichem Weg.

SALZ

Salz ist ein Problem, auch das hat sich schon herumgesprochen. Es erhöht in allen Altersgruppen den Blutdruck. Herzinfarkte und Schlaganfälle kommen zu einem guten Teil aus
dem Salzstreuer. Auch Typ-2-Diabetes. Mit einem Wort: Das
Salzamt ist ein Krankenhaus.

»Eine Verringerung der Salzzufuhr ist von wesentlicher
Bedeutung für die Senkung des Risikos von Herz-Kreislauf-

Erkrankungen«, schreibt die WHO auf ihrer Homepage, und verweist bei ihrem wackeren Kampf gegen die weiße Lawine vor allem auf verarbeitete Lebensmittel. »In vielen Ländern (...) entfallen mehr als zwei Drittel des gesamten Salzkonsums auf verarbeitete Lebensmittel, Knabbersachen und Nahrungsmittel wie Brot und Käse. Darüber hinaus tragen einige Fast-Food-Ketten und andere Gaststätten wesentlich zum Verzehr von Lebensmitteln mit hohem Salz-, Fett- und Zuckergehalt bei. Dies bedeutet, dass die Verbraucher letztendlich nur etwa zwanzig Prozent ihrer Salz-Zufuhr direkt beeinflussen können. Vielen Menschen ist nicht bewusst, wie viel Salz sie zu sich nehmen. Deshalb können sie ihren Salzverbrauch auch nicht reduzieren.«

Ein Dilemma, mit dessen Tragweite die WHO auch nicht hintanhält. »Zwar ist Natrium ein für das Funktionieren des Körpers unverzichtbarer Mineralstoff, doch nehmen die Menschen in der Europäischen Region über Salz deutlich zu viel davon zu sich«, schreibt sie weiter in fließendem Amtsdeutsch. »Heute gilt der Salzverbrauch als einer der wichtigsten Risikofaktoren für nichtübertragbare Krankheiten, insbesondere für Herz-Kreislauf-Erkrankungen. Forschungsergebnisse aus aller Welt haben gezeigt, dass durch eine Reduzierung der Salz-Zufuhr (...) die Zahl der Schlaganfälle um 24 Prozent und die der Fälle von koronarer Herzkrankheit um 18 Prozent gesenkt werden könnte.«

Ich bin nicht der Typ, der zu schlechtem Gewissen und Selbstgeißelung neigt. Trotzdem frage ich mich, für wie viel Schlaganfälle und Herzinfarkte *McDonald's* im Jahr allein durch seine intensive Salzverarbeitung verantwortlich ist, und welche Mitverantwortung ich einst als *McDonald's*-Manager trug. Ich selbst achte jedenfalls sehr bewusst auf meinen Salzverbrauch, und dementsprechend war für mich von Anfang an klar: Curry, Chili und Co. gehen bei meiner privaten Fast-Food-Linie in Ordnung, Salz dagegen ist nur in Spuren willkommen.

ÖL

Burger-Patties und Co. wollen gegart sein, was mir eine Auseinandersetzung mit Ölen abverlangte. Ich entschied mich dafür, ausschließlich Olivenöl, genauer gesagt »extra virgin native« Olivenöl zu verwenden. »Extra virgin« bedeutet, dass das Öl einen Säuregehalt von höchstens acht Grad haben darf. »Native« bedeutet, dass das Öl aus einem mechanischen Verfahren, also durch Pressen, Zentrifugieren, oder Dekantieren entstanden ist. Warum aber überhaupt Olivenöl?

Grundsätzlich gilt es, die Verwendung von gesättigten Fettsäuren, die in der Fast-Food-Industrie besonders beliebt sind, zu beschränken. Gesättigte Fettsäuren stecken vor allem in tierischen Produkten wie Butter, Talg, Schmalz, Fleisch und Milch. Aber auch einige Pflanzenfette enthalten viele gesättigte Fettsäuren, zum Beispiel Kokosfett, Palmöl, Palmfett und Kakaobutter. Als Faustregel gilt: Je fester ein Fett, desto mehr gesättigte Fettsäuren enthält es. Butter etwa enthält 66 Prozent gesättigte Fettsäuren, Kokosfett sogar 92 Prozent. Ihr Nachteil: Sie erhöhen den Spiegel von schlechtem Cholesterin im Blut.

Die *American Heart Association* empfiehlt, dass gesättigte Fettsäuren bei gesunden Menschen weniger als zehn Prozent der gesamten aufgenommenen Kalorienmenge ausmachen sollten, und bei jenen, die bereits einen erhöhten Cholesterinspiegel haben, weniger als sechs Prozent.

Beides bedeutet Betretungsverbot für Fast-Food-Restaurants. Allein die Pommes bestehen aus purem Fett, und zwar nicht aus gesundem. *McDonald's* macht auch gar kein Geheimnis daraus, zumindest nicht aus Ersterem. In den hauseigenen Nahrungsmittellisten stehen Pommes nicht etwa unter Kohlenhydraten oder gar Gemüse, sondern eben unter Fett.

Olivenöl ist anders. Nicht ohne Grund ist es fixer Bestandteil vieler beliebter Diäten wie etwa der mediterranen Diät. Ein Schlankmacher ist es auch nicht gerade, aber es macht viele Probleme eben nicht. Cholesterin? Bluthochdruck? Kein großes Thema bei Olivenöl. Obendrein soll es auch noch entzündungshemmend wirken. Und außerdem: Es gibt viele Sorten, die richtig gut schmecken.

POMMES

Womit ich auch schon bei den Pommes bin. Frische Pommes aus einer *McDonald's*-Fritteuse haben schon etwas. Als Heavy User mochte ich sie sogar noch, wenn sie schon etwas abgeschlafft waren. Wie sollte ich bei meiner kleinen, hausgemachten Fast-Food-Linie an diese Kernkompetenz der Fast-Food-Ketten herankommen (wobei ich immer zu jenen Heavy Usern gehörte, die den schlanken *McDonald's*-Pommes gegenüber den plumperen von *Burger King* den Vorzug geben, aber das ist beinahe so etwas wie eine Glaubensfrage, mit der sich auch ein Buch füllen ließe)?

Faktum ist: Auf den üblichen Fast-Food-Pommes müsste wegen der Salz- und Fettkonzentrationen auch ein Sticker mit den Worten »Achtung, der Verzehr dieses Lebensmittels kann Ihrer Gesundheit schaden« kleben, gleichzeitig wäre eine Diät ohne Pommes vielleicht irgendeine, aber ganz bestimmt keine Fast-Food-Diät. Schon gar nicht wäre ich dann bereit, ihr vier Wochen treu zu bleiben. Pommes mussten einfach sein.

Beim Sondieren der Alternativen stieß ich auf eine Knolle, die in den vergangenen Jahren fast schon so etwas wie einen Siegeszug in den Haushalten angetreten hatte, die ich aber noch kaum beachtet hatte: die Süßkartoffel. Was war eigentlich das Besondere an diesen in unseren Supermärkten meist orangen Kartoffelversionen, die es in Wirklichkeit in allen möglichen Farben bis hin zum tiefen Violett gibt?

Zunächst checkte ich den Kohlenhydrat-Gehalt. Es konnte ja sein, dass der vergleichsweise niedrig war und der Low-Carb-Trend die Kartoffel-Alternative nach oben geschwemmt hatte. Da erlebte ich allerdings eine Überraschung. Im Vergleich zur normalen Kartoffel hat die Süßkartoffel nämlich sogar einen merklich höheren Kohlenhydratanteil. Dann checkte ich die Kalorien. Noch eine Überraschung. Die bunte Knolle mit dem netten Namen lag auch hier über der herkömmlichen Kartoffel.

Warum priesen sie dann alle ständig an? Das hat einen einfachen Grund. Der glykämische Index, also das Ausmaß, in dem ein Nahrungsmittel den Zuckerspiegel im Blut erhöht, ist bei der Süßkartoffel zunächst einmal niedriger als niedrig.

Nur acht Prozent der in einer Süßkartoffel enthaltenen Kohlenhydrate sind Zucker, der Rest ist Stärke. Erst beim Garen wird aus der Stärke Zucker.

Was haben wir davon, wo wir doch wohl kaum rohe Süßkartoffeln essen? Es gibt einen Trick, mit dem sich der niedrige glykämische Index auch in den gegarten Zustand hinüberretten lässt. Er hat etwas mit der sogenannten resistenten Stärke zu tun. Was das ist?

Stärke aus Kartoffeln, Nudeln oder Reis gehört zu den komplexen Kohlenhydraten und gilt zu Recht als Dickmacher. Resistente Stärke wiederum entsteht durch das Abkühlen gekochter, stärkehaltiger Nahrungsmittel wie eben Kartoffeln, Reis und Nudeln. Durch das Abkühlen verändert die Stärke im Prinzip ihre chemische Struktur.

Dieser Vorgang kann so um die 24 Stunden dauern, lohnt sich aber. Denn resistent im Zusammenhang mit Stärke bedeutet verkürzt gesagt, dass der Darm sie während des Verdauungsprozesses nicht mehr aufnehmen kann. Resistente Stärke verhält sich also ähnlich wie Ballaststoffe. Das heißt, wir essen die Stärke, mit all dem damit verbundenen Sättigungsgefühl, und scheiden sie unverdaut wieder aus. Ihre Reise durch unseren Körper hat dennoch einen Sinn. Sie belebt unsere Darmflora.

Der Trick besteht also darin, Süßkartoffel vor ihrer weiteren Verarbeitung erst einmal 24 Stunden abkühlen zu lassen. So einfach das zu sein scheint, hatte ich doch noch nie davon gehört und war dementsprechend froh über diese Information. Meine einzige Sorge bestand darin, dass Schluss mit der Resistenz der Stärke war, sobald ich meine Süßkartoffel wieder erhitzte. Was bedeutet hätte, dass ich nur noch schlaffe kalte Pommes essen hätte können. Dem ist aber zum Glück nicht so. Denn für Stärke gilt: Einmal resistent, immer resistent.

Dass meine Pommes künftig orange sein würden, fand ich okay. Dieses Gelb aus der *McDonald's*-Werbung fand ich auch hübsch, aber das war wohl eher eine Gewohnheit, bei der ich anders als beim Geschmack Zugeständnisse machen konnte. Bloß wie schaffte ich es, ausgerechnet aus Süßkartoffeln knackige Pommes herzustellen?

Wer es selbst schon einmal versucht hat, weiß: So einfach, wie es diverse Kochbücher versprechen, ist es nicht. Auf den Fotos dort sehen sie orange bis leicht braun und knusprig aus, im Backrohr sind sie dann aber meistens entweder schlaff oder schwarz. Oranger Spargel oder Kohlesticks sozusagen.

Doch meine Vision trug mich unbeschadet auch durch die Phase meiner Süßkartoffel-Pleiten und -Pannen. So lange, bis ich den Dreh heraus hatte und gut genug beherrschte, um auch Freunden und Bekannten die richtigen Tipps zu geben. Denn auch hier gibt es einen entscheidenden Trick. Mehr auch dazu im Kapitel mit den Rezepten.

KÄSE

Was wäre ein Burger oder eine Pizza ohne Käse? Auf alle Fälle nicht das Gleiche. Weshalb sich die Frage stellt: Ist Käse gesund? Grundsätzlich besteht er aus Wasser, Eiweiß, Fett, Kohlenhydraten, Mineralstoffen und Vitaminen, und wie sehr sich dieser Mix zu unseren Gunsten oder Ungunsten auswirkt, hat mit der Sorte und der Herstellungsart zu tun.

Die Nährstoffe, die Vitamine (vor allem das ausschließlich in tierischen Produkten vorkommende Vitamin B12) und auch das Eiweiß können wir gebrauchen, von dem Fett hingegen kriegen wir leicht zu viel ab. Die amerikanische Akademie für Ernährung und Diätetik empfiehlt, pro Mahlzeit nicht mehr als 42 Gramm Käse zu essen, was ungefähr zwei Scheiben entspricht. Wie sollte ich also mit Käse umgehen?

Gesunde Käsesorten wie Hüttenkäse (hoher Eiweißgehalt), Mozzarella (die fettärmere Variante) oder Parmesan passten zu meiner Vision, solange ich die empfohlene Menge nicht zu sehr überschritt. Außerdem fand ich einige vegane Käsesorten, die ganz okay waren. Ich checkte die Inhaltsstoffe und entschied mich für das Produkt mit den vernünftigsten Werten bei Zucker, Salz, Kohlenhydraten und Fett. Ich konnte mir jetzt aussuchen, entweder wenig echten Käse oder mehr veganen Käse zu verwenden, und wollte das jeweils von meiner aktuellen Stimmung abhängig machen.

GETRÄNKE

Die Softdrinks, mit denen *McDonald's* seine Gäste flutet, mögen dick und krank machen, aber Wasser zu einem Fast-Food-Menü trinken? Dann war das Fast-Food-Menü einfach keins, zumindest würde ich es nicht mehr als solches wahrnehmen.

Frisch gepresster Orangensaft ist auch nicht so gut wie sein Ruf. Er enthält wie alle Obst-Smoothies viel Fruchtzucker, also Fructose, die sich wie gesagt auf die Leber schlägt und zu den gerne übersehenen Dickmachern gehört. Als ich mich nach einem Getränk umsah, das auch in einem Pappbecher mit Plastikdeckel und buntem Strohhalm gute Figur machen würde, machte ich eine für mich erstaunliche Entdeckung.

Steter Tropfen höhlt nicht nur den Stein, sondern auch den Körper, wenn er zu viel Zucker und Chemie enthält – das hatte sich offenbar so weit herumgesprochen, dass sich auch schon große Hersteller mit zuckerfreien Alternativen befassten. Ich fand in den Supermärkten Alu-Dosen von zwei Herstellern, die nichts als Mineralwasser und ein bisschen Frucht enthielten, und Frucht bedeutete Apfel, Zitrone, Orange, Grapefruit oder Maracuja.

Ich kann zu der Erfindung dieser Drinks nur gratulieren. Sie kommen mit fast dem gleichen Suchtfaktor daher wie herkömmliche Softdrinks, sie sprudeln und schmecken, haben die richtige Süße und naturgemäß keinerlei unerwünschte Nebenwirkungen.

Das Aluminium ist bestimmt nicht die beste Option für die Umwelt, aber in diesem Punkt beschloss ich, dass ich bei meinem Vierzig-Tage-Selbsttest in jeder anderen Hinsicht schon genug für die Umwelt machte. Meine Vision war es ja, mit leckerem Fast Food schlank, fit und gesund zu werden, und nicht als neuer McÖko-Freak Frust zu schieben.

Ich fand auch einige alternative Softdrinks, die mit Stevia statt mit Zucker gesüßt waren. Bloß mit Stevia ist das so eine Sache. Die europäische *Food Safety Authority (EFSA)* bescheinigte den aus der Stevia-Pflanze gewonnenen Süßstoffen zwar, nicht krebserregend zu sein. Aber wenn etwas diese Bescheinigung überhaupt brauchte, war der Spaßfaktor schon ziemlich weg. Das ist so, wie wenn Mercedes einen neuen Sportwagen mit dem Slogan »Sie werden damit wahrscheinlich nicht tödlich verunglücken« anbieten würde.

Dazu hatte die EFSA auch noch festgehalten, wie viel Stevia ein siebzig Kilo schwerer Mensch täglich verträgt: genau 280 Milligramm. Ich hätte also immer mitrechnen müssen, wie nahe ich schon an der roten Zone war, ohne genau zu wissen, was danach passieren würde.

Ähnliches galt für den mir persönlich noch etwas sympathischeren Zuckerersatz Xylit, besser als Birkenzucker bekannt. Die auf Google am häufigsten in Zusammenhang mit ihm gestellte Frage lautet zwar »Wie gefährlich ist Xylit?«, allerdings war die darauf angebotene Antwort einigermaßen beruhigend: »Die Darmbakterien bauen Birkenzucker sehr schnell ab. Deswegen kann Durchfall folgen, auf eine Mahlzeit mit hohen Mengen an Xylit. Schädlich ist Birkenzucker jedoch nicht.«

Von solchen Aussagen mein gesundheitliches Wohl abhängig zu machen, war dennoch nicht unbedingt meine Sache, weshalb mein Fazit lautete: Stevia und Birkenzucker zu verwenden ist okay, aber nicht bei etwas, das ich mit einer Regelmäßigkeit wie Softdrinks zu mir nehmen würde, ohne mir hier Mengenbeschränkungen auferlegen zu wollen. Schon eher konnte ich mir beide bei Saucen vorstellen, bei denen es auf eine gewisse Süße ankam. Immerhin liegt die empfohlene tägliche Flüssigkeitsmenge bei drei Litern.

Um sie zu decken, wollte ich aber auch nicht ausschließlich auf die sauberen Dosendrinks setzen, schon weil ich damit während meines Versuchs einen Alu-Müllberg aus rund 360 Dosen produziert hätte und es auch geschmacklich langweilig geworden wäre. Auch in meinen absoluten Fast-Food-Heavy-Heavy-User-Zeiten trank ich nicht ausschließlich Coke oder Orangen- oder Apfelsaft. Ich würde abwechseln, unter anderem mit Wasser. Denn Wasser kann dafür, dass es einfach so aus der Leitung kommt, ganz schön viel.

Zum Beispiel ist nachgewiesen, dass Wasser bei älteren Menschen die kognitive Energie erhält, dass sie also klar bei Verstand und geistig aktiv bleiben. So weit war ich in Anbetracht meines Geburtsdatums noch nicht, aber die Fachzeitschrift mit dem selbsterklärenden Titel »Adipositas« behandelte auch eine Studie, bei der die Probanden in zwei Gruppen eingeteilt wurden. Beide Gruppen befolgten die gleiche Diät, eine musste aber zusätzlich dreimal täglich, und zwar jeweils dreißig Minuten vor Einnahme der nächsten Mahlzeit, einen halben Liter Wasser trinken. Am Ende des zwölfwöchigen Testzeitraums hatte die Wasser-Gruppe um zwei Kilo mehr Gewicht verloren als die Vergleichsgruppe.

Ich war zwar nicht adipös, aber ich beschloss, mir diesen einfach erzielbaren Effekt zunutze zu machen. Warum sollte ich nicht eine halbe Stunde vor jeder Mahlzeit einen halben Liter Wasser trinken? Das tat nicht weh und erforderte nur ganz wenig Disziplin.

Außerdem standen auf meiner Getränkekarte Tees. Kinder, die heute aufwachsen, entdecken irgendwann, dass es den Eistee Maracuja, den sie so sehr lieben, auch in einer heißen

Variante aus der Kanne und zwar ohne Maracuja gibt. Ich gehöre noch zu der Generation, die irgendwann entdeckte, dass es das heiße Zeug aus der Kanne auch in der Variante Plastikflasche und eisgekühlt gibt. Selbst aufgegossener Tee gehörte also schon immer zu meinen Trinkgewohnheiten und ich mochte ihn auch, wenn er nicht schaufelweise Zucker, künstliche Aromen und Farbstoffe enthielt.

Besonders grünen Tee fand ich schon immer interessant. Eine Tasse davon kann je nach Stärke so viel Koffein wie eine Tasse Kaffee enthalten, aber beim grünen Tee hat das Koffein einen Vorteil. Es ist durch Gerbstoffe gebunden, sodass es langsamer und dafür anhaltender wirkt. Diese Wirkung entfaltet sich nicht sofort, aber eine Tasse Grüntee am Vormittag hat immer die Power, einen Menschen gut durch den Tag zu bringen.

Pfefferminztee habe ich auch immer daheim. Er beruhigt die Magennerven und lindert dank seiner entkrampfenden Wirkung zum Beispiel das Reizdarm-Syndrom. Gerade bei einem Extremversuch wie meinem war es gut, das zu wissen. Es war wie gesagt ein Versuch, ein Experiment, vierzig Tage lang nur Fast Food zu essen, und ich hatte keine Ahnung, wie mein Magen und mein Darm darauf reagieren würden.

Auch auf Kaffee würde ich nicht verzichten. Erstens, weil er im wahrsten Sinne des Wortes unersetzlich ist (Getreidekaffee kann ja wohl kein ernsthafter Vorschlag sein), und zweitens, weil er ohnedies nicht schadet, sondern vielleicht sogar nutzt. Er wirkt angeblich lebensverlängernd, was mit seiner intensiven schwarzen Farbe zu tun haben könnte, wie mir Ludwig Kramer, ein renommierter Wiener Internist, einmal erzählte: Ein bestimmtes Darm-Bakterium, das lebensverlängernd wirkt, lässt sich offenbar durch den Verzehr von intensiv gefärbten Lebensmitteln »anfüttern«, und dazu gehört neben Rotwein, Blaubeeren oder gelbem Kurkuma auch schwarzer Kaffee.

Auch der Mythos, dass Kaffee den Körper entwässert, scheint inzwischen widerlegt zu sein. Kaffee entzieht dem Körper kein Wasser, er kann nur kurzfristig harntreibend wirken. Es kann somit nie schaden, zum Kaffee Wasser zu trinken, notwendig ist das aber eigentlich nicht. Dazu zeigen einige Studien, dass Kaffee gut fürs Herz und für die Leber ist und ebenfalls gegen Typ-2-Diabetes vorbeugt.

Da ich bereits auf die ernährungswissenschaftlichen Analysen eingegangen bin, hier auch noch ein Wort zu den Studien, von denen ich bereits einige zitiert habe und weitere zitieren werde. Ich lese solche Studien immer mit Interesse, würde aber auch allein darauf nie meine gesundheitlichen Entscheidungen aufbauen. Denn gerade als ehemaliger Akteur der Nahrungsmittelindustrie weiß ich, dass sich mit Studien immer das eine und jeweils auch das andere belegen lässt, je nachdem, wer sie mit welchem Ziel initiiert.

Gerade die Fleisch-, Milch- und auch die Kaffeeindustrie haben diese Studienhörigkeit weiter Kreise der Bevölkerung immer wieder für sich genützt. Deshalb kommt schon eine Diskussion über die Seriosität von Wissenschaft auf, wie zuletzt in der Ausgabe des Wochenmagazins *Die Zeit* von Anfang Dezember 2020 nachzulesen war. Studien können Selbstwahrnehmung und die eigene Intuition niemals ersetzen. Wenn jemand Kaffee nicht verträgt, dann merkt er es, und wenn er dann dennoch lieber auf die

Studien vertraut und ihn weiterhin trinkt, ist er wirklich selber schuld.

Meine Selbstwahrnehmung und meine Intuition sagten mir jedenfalls, dass ich zu den Menschen gehöre, die Kaffee vertragen, weshalb ich seit jeher drei bis fünf Tassen täglich trinke. Ich trinke ihn pur, also ohne Milch und Zucker, die beide das eigentliche Problem beim Kaffeekonsum sind. Zahlreiche Kaffees, die vor allem Fast-Food-Restaurants wie *Starbucks* oder auch *McDonald's* anbieten, sind in Wirklichkeit Kalorienbomben aus Zucker und Fett. Beim Kaffee geht es also nicht nur um die Frage nach dem »ob«, sondern auch um die nach dem »wie«, und hier lautet mein Fast-Food-Diät-Rezept ganz klar: *Naked Coffee*.

DER GLYKÄMISCHE INDEX

Je schlauer wir unsere Nahrungsmittel auswählen, desto weniger Disziplin müssen wir aufwenden, wenn wir schlank, fit und gesund werden oder bleiben wollen. Um diese Auswahl treffen zu können, müssen wir nicht Ernährungswissenschaften studieren. Wir müssen nur einen Blick auf eine Tabelle werfen, die den sogenannten Glykämischen Index von Lebensmitteln angibt.

Wie gesagt basiert meine Speisekarte für die Fast-Food-Diät auf meinen persönlichen Vorlieben. Wer seine eigenen Burger, Pizzen und Kebabs zusammenstellen will, sollte dabei vor allem auf den Glykämischen Index der verwendeten Lebensmittel achten. Er gibt an, wie sehr uns bestimmte Lebensmittel in die Spirale aus Blutzuckerschwankungen und Heißhungerattacken locken und somit süchtig machen.

Je niedriger der Glykämische Index eines Lebensmittels ist, desto besser. Essen wir etwas mit hohem Glykämischen Index, etwa Weißbrot, steigt unser Blutzuckerspiegel rasch. Er steigt umso höher, je höher die Glykämische Last des jeweiligen Nahrungsmittels ist. Viel Zucker gelangt binnen kurzer Zeit in unser Blut. Unser Körper produziert viel Insulin, was dazu führt, dass unser Blutzuckerspiegel wieder stark sinkt.

Wir bekommen Lust auf noch mehr Zucker. Ein Teufelskreis also.

Essen wir allerdings Lebensmittel mit niedriger Glykämischer Last, steigt der Blutzucker viel weniger schnell, der Körper befindet sich also nicht in einer Extremsituation. Er nimmt die Kohlenhydrate solcher Lebensmittel viel langsamer auf und braucht weniger Insulin, um damit fertig zu werden.

Die folgende Tabelle stellte mir die Psychiaterin und Neurochirurgin Dr. Iris Zachenhofer zur Verfügung. Sie befasst sich als Suchtmedizinerin mit Essen als Sucht und hat darüber das lesenswerte Buch *Abnehmen für hoffnungslose Fälle – Schlank mit Methoden der Suchtmedizin* geschrieben.

Lebensmittel	GL*	Lebensmittel	GL
Ananas frisch	5,9	Champignons	0,1
Apfel frisch	4	Chinakohl	0,1
Apfelmus	25,9	Chips	28,4
Apfelsine/Orange	4	Couscous	45,5
Aprikosen frisch	2,6	Croissant	31,5
Aprikosen getrocknet	19,2	Datteln getrocknet	66,1
Aubergine	0,5	Dinkelbrot	19
Bagels	35,7	Donuts	30
Baguette	38,8	Eier	<1
Bambussprossen	0,2	Eiscreme gezuckert	16,8
Banane	11,8	Endivien	0,1
Birne frisch	4,8	Energieriegel ungezuckert	21
Biskuit	57,4	Erbsen frisch	4,6
Bleichsellerie	0,3	Erdbeeren frisch	1,3
Blumenkohl	0,8	Erdnüsse	1,3
Bohnen grün	1,5	Feige frisch	4,5
Bohnen rot	5,6	Feige getrocknet	27,6
Brioche	40,6	Feldsalat	0,1
Brokkoli	0,9	Fisch	<1
Brot aus Weißmehl	34,3	Fleisch	<1
Bulgur gekocht	38	Gnocchi	23,5
Buttermilch	1,4	Grieß	44,1
Cerealien	56	Gurke	0,3

* 0-10: niedrig, 10-19: mittel, >20: hoch

Lebensmittel	GL*	Lebensmittel	GL
Haferflocken	23,5	Orangen frisch	3,5
Heidelbeeren	1,5	Ovomaltine	42,6
Himbeeren	2	Pesto	2,4
Hirse	48,3	Pfirsich frisch	3,3
Honigmelone	6,5	Pflaume getrocknet	26,8
Joghurt Vollmilch	1,8	Pistazien	2,7
Kakaopulver ohne Zucker	2,2	Pizza	15
Karotten roh	2,7	Pommes frites	33,3
Kartoffelgratin	10,3	Popcorn ohne Zucker	59,5
Kartoffel mit Schale	11,1	Quark	1,2
Kartoffelstärke	78,9	Quinoa	20,5
Käse	<1	Radieschen	0,3
Kekse	27,5	Reis weiß	55,3
Kirschen	2,5	Roggenvollkornbrot	20,3
Klebreis	67,5	Salat grün	0,6
Kohl	0,5	Sandgebäck	33
Konfitüre	42,3	Schnellkochreis	67,2
Kürbis	0,7	Schokolade schwarz	6,9
Linsen grün	10	Schokoladeriegel	35,5
Maisbrei Polenta	19,8	Senf scharf	2,1
Maizena	59,5	Senf süß	11,6
Mars®	45,5	Tofu	0,3
Milch	1,5	Tomate	0,8
Milchbrot	32,4	Tomate getrocknet	4,2
Müsli mit Zucker	43,6	Vollkornbrot mit Hefeteig	18

Lebensmittel	GL*	Lebensmittel	GL
Naturreis	39	Wassermelone	4,5
Nudeln:		Weintrauben	7,5
Spaghetti eiweißreich	15	Weißbrot	38,8
Spaghetti eiweißarm	30	Toastbrot	42,5
Spaghetti Bolognese	7	Wildreis	24,9
Nutella®	28,6	Zucchini	0,3
Oliven	0,2	Zwiebel	0,8

* 0-10: niedrig, 10-19: mittel, >20: hoch

ES WIRD LANGSAM ERNST

Am Ende meines Vierzig-Tage-Selbstversuches wollte ich etwas in der Hand haben, das seine Auswirkungen dokumentierte. Nicht nur für mich selbst, sondern auch für alle, denen ich davon erzählen würde. Deshalb ging ich zum Arzt.

Wenn wir ein Abenteuer gründlich vorbereiten, sind wir viel aufgeregter, wenn es losgeht, als wenn wir uns einfach so hineinstürzen. So ging es auch mir. Ich konnte es kaum glauben, aber auf einmal hatte ich alle Bestandteile für meinen Selbstversuch mit der Fast-Food-Diät beisammen. Letztendlich war die Aufgabe leichter lösbar gewesen, als ich erwartet hatte. Zu verdanken hatte ich das dem Boom gesunder beziehungsweise alternativer Ernährung. Er spülte eine Menge interessanter Produkte und Informationen heran, die es dann zu bewerten und einzuschätzen galt.

Anders als bei allen anderen Diäten, denen ich mich bereits vergeblich unterzogen hatte, freute ich mich diesmal richtig darauf. So seltsam war das gar nicht. Denn ich wusste, die Rezepte würden bei der Zubereitung und beim Essen Spaß machen, ich würde weiterhin Burger, Pizzen und Kebabs essen und ich würde dabei schlanker, fitter und gesünder werden, wenn meine Überlegungen stimmten. Eigentlich klang das fast zu schön, um wahr zu sein.

Bevor die vier Wochen beginnen konnten, stand aber noch ein Termin an, dem ich mit gemischten Gefühlen entgegenblickte: die ärztliche Untersuchung. Ich wollte es genau wie Morgan Spurlock während seines Projektes *Supersize Me* machen und mich auch während meines Projekts *Minimize Me* laufend von Ärzten und Psychologen beraten lassen. Das erforderte zunächst eine Standort-Bestimmung, ansonsten wären die Waage und mein Bauchgefühl (im wahrsten Sinne des Wortes) die einzigen Parameter dafür, ob meine Fast-Food-Diät wie erhofft funktionierte, oder eben nicht.

Ich wandte mich an einen Experten für Innere Medizin, zu dessen Spezialgebieten der Darm gehört. Dementsprechend kannte er sich auch mit Endoskopie und Polypen im Magen-Darm-Trakt aus sowie mit der Bauchspeicheldrüse, die beim Stoffwechsel in vielerlei Hinsicht eine wichtige Rolle spielt.

Doch zunächst musste ich ins Labor. Irgendwie war mir mulmig. Wer konnte schon sagen, was bei so einem umfassenden Test, wie ich ihn plante, alles zum Vorschein kam? Als ich nüchtern von daheim aufbrach, verkroch sich meine Euphorie in die hinteren Ecken meiner Seele. Vielleicht war diese Fast-Food-Diät doch keine so gute Idee.

Vielleicht würde mir mein Arzt nach Durchsicht meines Laborbefundes sogar von meinem Vorhaben abraten. Vielleicht ging es mir mit den Zucker-Fett-Salz-Chemie-Bomben der Fast-Food-Industrie inzwischen so wie dem ehemaligen deutschen Kanzler Helmut Schmidt mit seinen Menthol-Zigaretten. Die Ärzte hatten ihm angeblich sogar davon abgeraten, mit dem Rauchen aufzuhören, weil es ihm offenbar nicht schadete und sein Organismus so womöglich durcheinanderkäme. War ich nicht nur ein Fast-Food-Junkie, sondern schon ein echter McZombie?

Andererseits wollte ich ja weder hungern noch mich zu einer widernatürlichen Ernährung zwingen. Im Gegenteil. Was ich in diesen vier Wochen essen würde, war vom Essgefühl her nahe an dem, was ich am liebsten aß, bloß hatte es diesen Schlank-Fit-Gesund-Turbo.

Solche Gedanken gingen mir durch den Kopf, während mich die Dame am Empfang des Labors nachdenklich ansah. So eine umfassende Auswertung werde selten verlangt, sagte sie. »Wie krank sind Sie denn?«

»Das weiß ich noch nicht«, sagte ich, dachte an die Nadel und an die vielen kleinen Röhrchen (in Summe würden es 15 sein und ich wurde das Gefühl, dass sie den letzten Blutstropfen aus mir herausquetschten, nicht los), die daran angeschlossen werden würden, und hoffte, dass meine Knie nicht gleich hier als Vorderster der Warteschlange unter mir nachgeben würden.

Während ich auf die Laborbefunde wartete, verpasste mir der Arzt eine Koloskopie und eine Gastroskopie. Beides ist wahrlich nicht angenehm, aber ich ließ es im Sinne eines umfassenden Status quo stillschweigend über mich ergehen. Danach untersuchte er auch noch meine inneren Organe.

Als ich am Besprechungstisch meines Arztes Platz nahm, war mir schon alles egal. Ich hatte mich damit abgefunden, dass das Leben eben irgendwann endet. Wenn der Arzt auslachte und sagte: »Was, mit Spezial-Fast-Food wollen Sie gesünder werden? Haha! Essen Sie einfach weiter, was Sie immer gegessen haben, es kommt nicht mehr darauf an!«, dann wäre mir das auch egal. Dann war es eben so. Ich verstand bloß nicht, warum mir der Schweiß auf der Stirn stand, wo es in dem Raum doch eher kühl war.

Es war dann gar nicht so schlimm. Das sagte mir schon die Art, wie mein Arzt lächelte. Mein Blutdruck und meine Cholesterin-Werte waren zu hoch. Es wäre auch ein Wunder gewesen, wenn es anders gewesen wäre. Außerdem hatte ich zu viel Eisen im Blut. Wir brauchen Eisen für den Sauerstofftransport im Blut und zu wenig davon führt zur Anämie (Müdigkeit, Herzklopfen, Atemnot, blasse Haut). Aber was bedeutete zu viel davon? Es bedeutet, dass der Körper das meist durch Fleisch aufgenommene Eisen nicht schnell genug ausscheiden kann.

Das Eisen kann dann bestimmte Darmzellen, Gefäße, das Herz und die Leber angreifen und die Anfälligkeit für Infektionen erhöhen. Selbst eher harmlose Bakterien können dann schwere Infekte auslösen. Was mir meine Pulver-Patties noch sympathischer machte. Auch frisches Obst und Gemüse sowie schwarzer Tee können die Eisenwerte im Blut senken.

Fazit: Der Arzt stellte fest, dass meine Werte meine Ernährungs- und Lebensgewohnheiten dokumentierten, aber, gute Nachricht, in etwa dem Altersschnitt entsprachen. Wobei die gute Nachricht für mich keine war, denn dass eine Mehrheit der Männer meines Alters Blutdrucksenker (die sich zum Beispiel negativ auf die Potenz auswirken) und Cholesterin-Senker einnahmen, machte mir beides keineswegs sympathischer, und die Eisenwerte musste ich sowieso herunterkriegen.

REGELN

Morgan Spurlock hatte sich für seinen McDonald's-Selbstversuch Regeln auferlegt. Ich brauchte auch welche. Jeden Tag einfach so drauflos zu essen, ging einfach nicht. Erstens, weil Regeln etwas zum Anhalten sind und ohne sie alles durcheinandergeraten könnte, und zweitens, weil damit meine Fast-Food-Diät wiederholbarer und ihre medizinischen Endergebnisse aussagekräftiger wurden. Meine Regeln mussten eins gemeinsam haben: Sie mussten leicht einzuhalten sein.

Einige von *Supersize Me*-Morgan Spurlocks Regeln habe ich bereits genannt. Etwa die, dass er jedes Menü auf der Karte zumindest einmal in seinem Versuchszeitraum essen musste, und dass er jedes Mal »Ja bitte« antworten musste, wenn ihm ein Mitarbeiter oder eine Mitarbeiterin das gleiche Menü in der Version *supersized* anbot.

DAUER

Meine erste Regel stand auch bereits fest. Meine Fast-Food-Diät würde vierzig Tage dauern. Ebenso lang wie Jesus Christus in der Wüste Buße getan hatte, woran die vierzigtägige christliche Fastenzeit zwischen Aschermittwoch und Ostersonntag erinnern soll. Ich würde während dieser Zeit keine Ausnahme vom Fast Food machen, und ich wusste auch nicht, wozu die gut wäre. Schließlich aß ich die ganze Zeit, was ich schon immer am liebsten gegessen hatte, und zwar genug, um Hunger, Kopfschmerzen oder andere lästige Begleiterscheinungen herkömmlicher Diäten zu vermeiden.

Ich würde auch keine Unterschiede zwischen den Tagen machen. Wenn es sich ergab, dass ich die fleischhaltigen Patties eher an den Wochenenden und die Pulver-Patties eher unter der Woche aß, sollte es mir recht sein, Regel war es aber keine.

NAHRUNGSMITTEL

Auch was und wie oft ich essen würde, stand bereits fest. Erlaubt war ausschließlich mein selbst entwickeltes beziehungsweise ausgewähltes Fast Food. Dazu zählten meine Burger, meine Pizzen und mein Kebab, kombiniert mit meinen selbstgemachten Süßkartoffelpommes.

Desserts gab es nicht, wobei ich mir keinen Zwang antat. All das andere Zeug hatte meinen Zuckerbedarf offenbar schon immer so weit gedeckt, dass ich nicht auch noch ein *McSundae Karamell*, einen *McFlurry* oder einen *Vanille Shake* brauchte.

ESS-RHYTHMUS

Das Ganze dreimal am Tag. Frühstück, Mittagessen, Abendessen. Nicht mehr und nicht weniger. Ein Ernährungsplan aus Zwischendurch- beziehungsweise »Wenn mir gerade danach ist«-Mahlzeiten wäre nie so gut wie dieses alte Normal der Essenszeiten.

Da die moderne Ernährungswissenschaft viele Traditionen als hartnäckige Irrtümer überführt hatte (nein, Spinat gibt keine Popeye-Kraft, auch wenn Sie Ihre Kinder noch so sehr damit quälen, und nein, brauner Zucker ist nicht gesünder als weißer), überprüfte ich auch das.

Ich wusste schon, dass viele Prozesse in unserem Körper vollkommen automatisch ablaufen, ohne dass wir Menschen dazu willentlich etwas beitragen müssen. Unser autonomes Nervensystem steuert mehr als wir denken, unter anderem auch unsere Verdauung. Organtätigkeiten wie sie erfolgen zwar ohne unser willentliches Zutun, halten sich aber dennoch an einen klaren Zeitplan. So etwa arbeitet der Magen zwischen sieben und neun Uhr vormittags am besten, er bereitet sozusagen die aufgenommene Nahrung für die Verdauung vor. Ein Frühstück in dieser Zeit ist also perfekt.

Nach 19 Uhr bereitet sich der Körper auf seine Nachtruhe vor. Auch die Organe, unter ihnen der Magen, fahren dann ihre Aktivität herunter. Was wir kurz davor oder danach essen, muss unser Körper sozusagen im Ruhemodus verarbeiten. Weshalb ein Abendessen um 17 Uhr Sinn machte.

Selbst für diese Argumente gibt es Gegenargumente nach dem Muster »Helmut Schmidt wurde als Raucher 97 Jahre alt«. So erzählte die beliebte Schauspielerin Topsy Küppers in einem Buch anlässlich ihres neunzigsten Geburtstags, den sie schlank, fit und gesund feierte, dass sie ihr Leben lang nachts nach den Vorstellungen gegessen hatte. Sie hätte sonst gar nicht schlafen können.

Ich entschloss mich dennoch dazu, den Erkenntnissen der Chronobiologie zu vertrauen. Auch deshalb, weil es einen Vorteil in jedem Fall hatte: Wer Regeln folgt, ist erfolgreicher, selbst wenn die Regeln falsch sind. Das funktioniert sogar bei Aktieninvestments. Warum? Weil damit die Emotionen ausgeschaltet sind, wie bei Investments Verlustangst oder Gier, und beim Essen die Angst, schon wieder zuzunehmen und ebenfalls Gier.

Das Timing für meine dritte Mahlzeit, das Mittagessen, war dann ein Rechenbeispiel. Vier Stunden Pause zwischen zwei Mahlzeiten geben unserem Verdauungssystem Gelegenheit, auch einmal zur Ruhe zu kommen, weshalb sich dafür der Zeitraum zwischen zwölf und 14 Uhr anbot.

ESS-TEMPO

Nachdem ich das »Was« und das »Wann« meiner Fast-Food-Diät geklärt hatte, ging es mir auch noch um das »Wie«. Zu dieser Frage fiel mir ein verbreitetes Missverständnis ein, über das ich schon zu meiner Zeit als *McDonald's*-Manager nachgedacht hatte, damals aber nur beiläufig. Der Begriff »Fast« in Fast Food kommt nicht von »schnell essen«, sondern von »schnell zubereiten«.

Trotzdem gehörte auch ich immer zu den Schlingern. Ehrlich gesagt hat das ja auch etwas: in sich hineinstopfen, als gäbe es kein Morgen. Besonders industrielle Nahrung verleitet dazu. Sie jagt unseren Zuckerspiegel ständig über eine Hochschaubahn und wenn er gerade unten ist, brauchen wir Burger-, Pizza-, Kebab-, Pommes- oder irgendwelchen anderen Nachschub annähernd so dringend wie ein Junkie den nächsten Schuss. Dann mampfen wir im schlimmsten Fall mit zitternden Händen und irrem Blick und binnen weniger Minuten ist das Plastiktablett wieder leer, als hätten wir Burger und Pommes einfach eingeatmet.

Mit meinem Fast Food, das den Zuckerspiegel dank seines niedrigen Glykämischen Index einigermaßen in der Waagrechten hält, würde ich das nicht mehr nötig haben. Trotzdem wollte ich zusätzliche Vorsorge treffen. Wie würde ich es schaffen, langsam zu essen?

Die Idee dazu hatte ich vor dem Start meiner Diät beim Eierkochen. Wie in vielen Haushalten kommt auch bei mir dabei eine Sanduhr mit Skala für weich, mittel und hart zum Einsatz. Warum also nicht auch die Sanduhr für bewussteres, langsameres Essen verwenden? Ich brauchte nur eine mit anderen Zeiteinheiten.

Das war kein Problem. Am Markt gibt es jede Menge Sanduhren, auch eine Dreißig-Sekunden-Sanduhr. Jeden Bissen einen Durchlauf lang kauen und beim nächsten die Sanduhr umdrehen. Das war mein Plan. Ich testete es bei einer Portion Spaghetti Carbonara, die ich mir daheim zubereitet hatte, und kam mir beim Dauerkauen vor wie ein dummes Rind auf der Weide.

Dreißig Sekunden waren eine Ewigkeit und besonders kommunikativ war das Konzept auch nicht. Zwei Menschen sitzen einander gegenüber und kauen um die Wette. Also ich weiß nicht. Die Leute, die das Kauen hypten, schienen allesamt Einzelgänger zu sein.

Allerdings merkte ich schon beim vierten oder fünften Mal Sanduhr umdrehen, dass ich mich wahrscheinlich daran gewöhnen würde. Als ich kaute und dabei nicht mehr an das Kauen selbst dachte, sondern mich wieder dem normalen, unaufhörlichen Fluss meiner Gedanken überlassen konnte und nur noch jeweils die Uhr umdrehte, fühlte es sich schon viel normaler an. Zum Beispiel legte ich ab dem zweiten Bissen ganz automatisch das Besteck nach jedem Bissen wieder ab. Während meiner Fast-Food-Diät würde ich den Burger, die Pizza oder das Kebab wieder auf den Teller legen.

Bis ich mich tatsächlich daran gewöhnt hatte, würde es allerdings etwas dauern. Normalerweise vergehen 21 Tage, bis wir neue Gewohnheiten wirklich angenommen haben. Ab der Halbzeit meiner Diät wäre ich dann also endgültig so weit.

Warum das Ganze? Warum langsam essen und gut kauen?

Wir mischen beim Kauen die Speise gründlich mit Speichel durch, womit wir sie an den Körper anpassen. So zum Beispiel beginnt mit dem Speichelenzym Amylase, das im Magen und im Darm nicht vorkommt, die Kohlenhydratverdauung schon im Mund. Ohne oder mit zu wenig Amylase verdaute Nahrung bewirkt Blähungen.

Auch beim Verdauen schlecht zerkauter Eiweißbrocken tut sich der Magen schwer. Als Folge davon verändern sich der pH-Wert im Darm und das Mikrobiom (die Summe aller Darmbakterien). Das wiederum fördert Entzündungsneigung, stört den Fettstoffwechsel und führt zu Übergewicht. Mit einem Wort: Schlingen ist schön, aber kauen kann mehr.

Kauen ist auch eine Frage des Respekts. Es geht um Respekt vor unserer Nahrung und damit letztendlich auch vor uns selbst. »Komm, Herr Jesus, sei unser Gast und segne, was du uns bescheret hast.« Ich fand solche Dinge immer romantisch, zumindest wenn ich sie in alten Filmen sah. Im richtigen Leben wären sie natürlich peinlich, aber ihr Sinn ist klar: Nimm deine Nahrung und ihren Verzehr bewusst wahr, sei dankbar dafür und freue dich darüber. Das ändert auch physiologisch einiges.

Ich beschloss, ein kleines Mahlzeiten-Tagebuch anzulegen und immer nach dem Essen kurz einzutragen, was ich gegessen hatte, woraus es bestand, was das Besondere daran war und wie es geschmeckt hatte. Das ist schon weniger peinlich, zumal Millionen Menschen ihr Bedürfnis, ihre Nahrung zu dokumentieren, mit ihren Posts in den Sozialen Medien hemmungslos ausleben.

Interessanterweise belegen Studien, dass auch das Sättigungsgefühl länger anhält, wenn wir nach dem Essen noch einmal Revue passieren lassen, was wir gegessen haben, und es damit stärker in unserem Bewusstsein verankern.

TRINKEN

Die Ernährungswissenschaft schlägt wie gesagt vor, dass ein Mensch je nach Größe rund drei Liter Flüssigkeit zu sich nimmt. Besonders zierliche Menschen kommen auch mit zwei aus, besonders große brauchen mehr. Ich fand die Regel gut, immer eine halbe Stunde vor jeder Mahlzeit 0,3 Liter Wasser zu trinken. Das war in Summe schon einmal ein Liter und ebenfalls ein Hilfsmittel bei dem Versuch, ohne Hungern Abnehm-Wirkung zu erzielen. Mit meinen zuckerfreien Drinks, dem Tee und dem Kaffee würde ich dann in Summe wohl auf die drei Liter kommen. Mit einem Messbecher mitzuzählen hatte ich nicht vor. Die drei Gläser Wasser plus überhaupt etwas mehr als sonst, das müsste mich ans Ziel bringen. In mein Mahlzeiten-Tagebuch würde ich jeweils auch eintragen, was und wie viel ich getrunken hatte. Das würde meine Aufmerksamkeit für dieses Thema zusätzlich schärfen.

BEWEGUNG

Die Fast-Food-Industrie behauptet: Betreibe etwas Sport, dann kannst du essen, was du willst. Joggen, Skateboard oder Fußball, deine Risiken für Übergewicht (und für Herzkreislauferkrankungen oder Diabetes) lösen sich damit in Luft auf. Um diese Botschaft glaubwürdig an das Publikum zu bringen, sponsert *McDonald's* Sportvereine.

In Wirklichkeit sind das Fake News, die sich nahtlos in die Mogelpackung Fast Food einfügen. Richtig ist vielmehr:

Sport ist wichtig und gesund, das ist klar. Aber eine schlanke Linie entsteht nicht im Fitnessstudio, sondern in der Küche.

Eine Studie veranschaulichte das. Die Probanden von zwei Testgruppen aßen zwölf Monate lang alle das Gleiche. Eine Gruppe absolvierte außerdem zweimal die Woche ein überwachtes Sport- und Fitnessprogramm. Am Ende schickten die Wissenschaftler alle Probanden auf die Waage. Das Ergebnis überraschte in seiner Klarheit. In punkto Gewichtsabnahme hatte das Sport- und Fitnessprogramm so gut wie nichts bewirkt.

Die Suchtmedizinerin Iris Zachenhofer warnt sogar davor, Sport in irgendeiner Weise zu verordnen, und sei es sich selbst. Denn wir Menschen entwickeln dabei eine Abwehrhaltung, einen Reflex, jetzt erst recht keinen Sport zu betreiben. In der Folge sind wir frustriert, finden unser ganzes Programm falsch und lassen es bleiben.

Was logischerweise alles nichts daran ändert, dass Sport zu jedem gesunden Lebensstil gehört wie das Ketchup zu den Pommes. Deshalb machte ich mir auch Gedanken darüber, und zwar nicht nur aus allgemeinen gesundheitlichen, sondern aus ganz konkreten Diät-bezogenen.

Denn eins passiert beim Sport in jedem Fall: Es kommt zur Ausschüttung des Hormons Dopamin, das glücklich macht, seelisch ausgleicht und einen gesunden Schlaf beschert. Alles Dinge, die ich während einer Ernährungsumstellung, die aus rein physiologischer und biochemischer Sicht dann doch eine war, gut gebrauchen konnte.

Ich bin schon immer gerne gelaufen. Wenn ich einmal unterwegs war und vor allem danach, wenn ich wieder daheim war, war es immer ein gutes Gefühl gewesen. Mit längeren Wanderungen, gerne auch in steilerem Gelände, Schwimmen und etwas Bodyweight-Training (vor allem Liegestütz, Situps und Kniebeugen) hatte ich auch Erfahrung. Aus Phasen, in denen ich mir dachte: Du musst jetzt wirklich langsam mal was tun …

Von diesen Phasen wusste ich auch, dass ich diese Dinge nicht hinkriegte, wenn sie mir gerade keinen Spaß machten. Selbst wenn ich es mit den üblichen kleinen Tricks versuchte wie »Denke erst darüber nach, ob du heute laufen willst, wenn du schon läufst«. Ich beschloss also zwei Dinge: Aufmerksamer nach den Windows of Opportunity Ausschau zu halten, in denen mir Joggen und Kraftsport Spaß machen würden, und den Schrittezähler meiner Health-App im Auge zu behalten. 10.000 Schritte Durchschnitt mussten zu schaffen sein, auch dann, wenn ich das Handy nicht jedes Mal extra einsteckte, wenn ich aufs Klo ging.

Dass ich früher einmal Marathon gelaufen bin, konnte ich irgendwann selbst nicht mehr glauben. Durch falsche Ernährung und meine Gewichtszunahme bin ich komplett von dem Ausdauersport abgekommen und eher zum Couch-Potato mutiert. Umso schwerer war es auch für mich, wieder mit dem »Laufen« anzufangen. Durch die Zunahme von übermäßigem Fast Food fehlten mir die Kraft und das Dopamin, die mich normalerweise immer zum Sport anregten. So habe ich beim Versuch, mich dem Joggen nach längerer Zeit wieder anzunähern, meinen eigenen Stil entwickelt. Ich würde ihn als »Schloggen« bezeichnen. Das ist eine Mischung aus »Schlurfen« und »Joggen«. Es ist die Art von Joggen, bei der ab und zu

Spaziergänger überholen. Man darf sich dann einfach nichts anmerken lassen. Gut für Herz, Kreislauf, Dopamin-Ausschüttungen und den Stolz danach ist auch das »Schloggen«.

INNERE STABILITÄT

Apropos Dopamin. Ich nahm mir vor, insgesamt nach Dopamin-Quellen, also Quellen für Glücksgefühle, Ausschau zu halten. Vielleicht würde meine Bio- beziehungsweise Neurochemie irgendwie auf das Weniger an Zucker, Fett und Salz reagieren und mich über meine eigenen Gedanken von innen heraus so zu manipulieren versuchen, dass ich doch wieder zu meiner alten Ernährung zurückkehrte. Mit Einflüsterungen wie »Ach, so schlimm war es doch gar nicht« oder »Dafür bist du dann ab morgen umso konsequenter bei der Diät«.

Dann wäre es gut, stark zu sein, und dabei spielt Dopamin eine wichtige Rolle. Es wäre also gut, wenn ich mir so viel wie möglich aus anderen Quellen holte. Auch die Dopamin-Quellen sind bei jedem Menschen andere. Manche holen sich Dopamin beim Window-Shopping in Luxusmeilen, manche bei klassischen Konzerten mit großen Orchestern und manche beim geselligen Zusammensein und Körperkontakt.

Warum also nicht während meiner Vierzig-Tage-Challenge etwas mehr auf meinen Dopamin-Haushalt achten? Mir brachte, wie vielen anderen Menschen auch, zum Beispiel der Aufenthalt in der Natur die nötigen Dopamin-Kicks.

TRICKS ZUR EINHALTUNG VON ERNÄHRUNGS-REGELN

Das waren auch schon alle Regeln, und ich war sicher, sie mehrheitlich leicht einhalten zu können. Bloß eine könnte zur echten Herausforderung werden: Zwischen den Mahlzeiten gar nichts mehr zu essen und auch nichts nach 17 Uhr. Da würde ich widerstehen müssen, mit gefülltem Magen zwar, aber trotzdem, und wie gesagt bin ich nicht fürs Widerstehen gemacht. Doch auch hier halfen mir einige der Tricks weiter, die im Buch der Suchtmedizinerin Iris Zachenhofer standen, und die Psychiater mit ihrem Fachgebiet sogar bei Alkis, Koksern und Heroin-Süchtigen anwandten.

Es ging dabei um die Bekämpfung eines Gefühls, das sie »Craving« nannten. »Craving« beschreibt den Zustand, in dem unser Bedürfnis nach etwas, zum Beispiel nach Essen, die Kontrolle über uns übernimmt und unseren Willen einfach ausschaltet. Dagegen funktionieren demnach Dinge wie einen Gummiring ans Handgelenk schnalzen lassen, heißes Kerzenwachs auf den Oberarm tropfen oder sehr laut Heavy Metal oder irgendeine andere Musik, die wir nicht mögen, zu hören. Das alles ordnet, verkürzt gesagt, unser Mindset neu und stoppt das Craving. So kann sich jeder für eine Art Anker entscheiden, der dann bei Bedarf abgerufen werden kann. Ich habe mich für das »an die Nase greifen« entschieden. Ähnlich wie Wickie rieb ich mir also ab und an mal die Nase, um widerstehen zu lernen.

Interessant fand ich auch Zachenhofers Vorschlag, das Craving mit einer Packung Gummibären zu unterbrechen, und zwar nicht etwa durch Verzehr der Gummibären. Packung aufreißen und Nase zwei Minuten lang hineinhalten, das reicht. In den ersten Sekunden steigt das Bedürfnis nach außerplanmäßigem Essen vielleicht noch, doch danach senkt unser befriedigter Geruchssinn es.

FAST-FOOD-DIÄT:
MEINE REGELN IM ÜBERBLICK

DAUER:
40 Tage

MAHLZEITEN:
Täglich drei

RHYTHMUS:
Frühstück, Mittag- und Abendessen mit je mindestens vier
Stunden Pause dazwischen. Keine Mahlzeiten nach 17 Uhr.

GRÖSSE DER MAHLZEITEN:
So groß wie immer. Genug, um angenehm satt zu sein.

ZUTATEN FÜR BURGER:
Pulver- oder Fleisch-Pilze-Patties und Low-Carb-Brötchen.

ZUTATEN FÜR PIZZA:
Low-Carb-Pizzaboden, Belag nach Möglichkeit pflanzlich
(Spinat, Artischocken, Tomaten, Oliven, …) sowie gemäß der
Tabelle für den Glykämischen Index.

KEBAB:
Low-Carb-Kebab-Brote

KÄSE:
Zucker- und Kohlenhydratarmer veganer Käse beziehungsweise gesunde Käsesorten wie Hüttenkäse, Mozzarella oder Parmesan.

ÖL:
Native extra virgin Olivenöl

POMMES:
Süßkartoffel-Pommes mit durch Abkühlen resistent gemachter Stärke

GETRÄNKE:
Rund dreißig Minuten vor jeder Mahlzeit 0,3 Liter Leitungswasser. Softdrinks mit ausschließlich Mineralwasser und Frucht, notfalls auch mit Stevia- oder mit Birkenzucker gesüßte, sowie Tee und Kaffee. Am Vormittag Grüntee, am Nachmittag Kräutertee.

BEWEGUNG:
Mindestens 10.000 Schritte täglich, möglichst viele davon in Form von Laufschritten und möglichst viele in freier Natur. Stehe zum Schloggen!

Dazu hatte ich inzwischen auch eine Fast-Food-Diät-Startbox mit den wichtigsten Utensilien, die ich brauchen würde:

× Backformen für Burger-Brötchen
× Sanduhr
× 0,3 Liter-Fast-Food-Diät-Wasserglas
× Gummibären, Kerze und Gummiringe
× Zettel mit übersichtlich, aber handschriftlich vermerkten Regeln für den Küchentisch
× Notizheft für mein Mahlzeiten-Tagebuch

Aus meiner zunächst so simplen Idee war nun doch ein richtiges Programm geworden. Auf einmal kam es mir wie eine Aufgabe vor, aber ich war zuversichtlich, dass sich meine neuen Routinen tatsächlich nach wenigen Tagen einspielen würden und dass es jetzt aufwendiger aussah, als es in Wirklichkeit wäre.

Und selbst wenn nicht: Ich machte mir bewusst, was ich für meinen Aufwand bekam. Ich dachte daran, wie ich bisher gelitten und mit mir gekämpft hatte, oft genug vergeblich, wenn ich einige Kilos abnehmen wollte. Jetzt hatte ich die Chance, ohne Kampf und Leiden, ohne Hungern und mit dem, was ich am liebsten aß, abzunehmen und im Idealfall meine Gesundheitswerte zu verbessern.

Anders ausgedrückt: Ein bisschen organisatorischer Aufwand und ein paar einfache Regeln waren mir lieber als der übliche Diät-Horror.

REZEPTE

Da bei meiner Fast-Food-Diät die Grundmenüs, Burger, Pizza, Kebab und Pommes, gleichblieben, musste ich Abwechslung über Details schaffen. Also mit allem, das außer Salat, Tomaten und Zwiebeln sonst noch in meine Burger kam und was ich auf meine Pizzen legte. Hier meine Lieblingsrezepte, die wie gesagt keinen Anspruch auf Erwähnung in Feinschmeckermagazinen erheben, genauso wenig wie Bigmac-Menüs mit kleinen Pommes von McDonald's oder ein Steakhouse Burger mit Gitterpommes von Burger King.

Ich habe schon erwähnt, dass ich kein Gourmet bin. Fünfzig-Euro-Menüs in Haubenrestaurants mit Platzanweisern sind an mich völlig verschwendet. Ein saftiger Hamburger mit Pommes und Ketchup, eine Thunfisch-Pizza aus der Schachtel oder ein Kebab mit scharf waren mir schon immer lieber als Zander mit Chioggia-Rübe, Duftrose und libanesischer Zeder (um die Speisekarte eines Wiener Luxus-Restaurants zu zitieren). Selbst wenn ich aus beruflichen Verpflichtungen derlei aß, hatte ich nachher noch Lust auf »etwas Richtiges«.

So ähnlich verhielt es sich mit meiner Leidenschaft fürs Kochen. Mein Sehnsuchtsort in der Küche war nie der Ofen, sondern immer nur der Kühlschrank. Meine wesentliche Erfahrung mit Küchen stammte aus meiner Einschulungszeit bei *McDonald's*. Auch Führungskräfte müssen dort sechs Wochen lang in der Küche eines Restaurants mitarbeiten, damit es ihnen in Fleisch und Blut übergeht, wie die Dinge laufen. Besonders geschickt stellte ich mich auch dort nicht an.

Ich erinnere mich gut an den Mitarbeiter, der mich damals einschulte, ein gebürtiger Inder namens Sabri. Anfangs erklärte er mir noch alles voller Eifer und Elan, doch als meine Hände von Brandverletzungen gezeichnet waren, änderte er seine Strategie von »möglichst viel beibringen« auf »irgendwie durchwinken«. Ich glaube, Sabri freute sich nur einmal über den angehenden Spitzenmanager in seiner Küche, und zwar, als er mich wieder los war. Bestimmt fühlte er sich in der unter Konzernpersonal verbreiteten Meinung, dass »die da oben keine Ahnung haben«, bestätigt.

Jetzt stand mir ein Neuanfang in der Küche bevor. Ich musste dafür meine Vergangenheit hinter mir lassen und das Ganze irgendwie mit neuen Augen betrachten. Zum Beispiel hatte ich nicht vor, die Zubereitung meiner eigenen Fast-Food-Menüs als »Kochen« zu bezeichnen. Ich betrieb einfach Systemgastronomie, mit der ich mich ja auskannte, im Kleinen und diente dabei noch dazu höheren Zwecken.

Wenn das Experiment bei mir aufging, inspirierte ich vielleicht auch andere Menschen damit und verbesserte mit meiner Fast-Food-Diät nicht nur mein, sondern auch ihr Leben. Einige meiner Freunde und Bekannten waren jedenfalls schon in Warteposition. »Da bin ich gespannt«, sagten sie.

Im Prinzip waren meine Hauptaufgaben in der Küche folgende:

1. Backmischung für Burger-Brötchen laut Verpackungsangaben anrühren und Brötchen backen
2. Pizzaböden laut Verpackungsangaben verwenden
3. Teig für Burger-Patties anrühren und backen
4. Hybrid-Fleisch braten
5. Saucen zubereiten
6. Burger, Pizza beziehungsweise Kebab
   »zusammenbauen«
7. Süßkartoffelpommes zubereiten

Ich las einmal ein Interview mit einem 110 Jahre alten Bauern
in den Anden, der erzählte, dass er sein Leben lang immer
das Gleiche aß, nämlich Chinoa, Gemüse und zwei Mal die
Woche Yak-Fett. Wahrscheinlich war er die Helmut-Schmidt-
Ausnahme der Regel, die Ernährungswissenschaftler emp-
fahlen: Je mehr Abwechslung beim Essen, desto besser.

Die folgenden Rezepte sollen als Ersatz für Junkfood, also
für Müll-Futter, dienen, beim Essen Spaß machen, herzhaft
schmecken, befriedigend sättigen und dabei schlank, fit und
gesund machen.

DIE GRUNDNAHRUNGSMITTEL

BURGER-BRÖTCHEN

ZUTATEN:
Backmischung
Wasser

ZUBEREITUNG:
Backmischung mit der angegebenen Menge Wasser vermischen und kneten. Tipp: Die Hände anfeuchten, damit die Teigmasse nicht kleben bleibt. Sobald die richtige Konsistenz erreicht ist, den Teig mit einem Tuch bedecken und ziehen lassen. Backpapier auf das Backblech legen. Den Teig mit einem feuchten Löffel (Glas mit Wasser bereitstellen) portionieren und in die Silikonformen füllen. Brötchen etwa eine Stunde lang im vorgeheizten Backrohr bei 200 Grad backen. Danach zum Abkühlen auflegen.

HINWEIS:
Je nach Hersteller der Backmischung sind die Mengen- und Backangaben unterschiedlich. Die Prozedur ist aber immer ähnlich und macht Spaß. Auch Kochmuffel wie ich können sich ab dem dritten Mal wie Profis fühlen.

LOW-CARB-KEBAB-BROT

ZUTATEN:

40 g Mandelmehl

1 TL Leinsamen

1 TL Sonnenblumenkerne

1 EL Flohsamenschalen

50 g Frischkäse

¼ TL Backpulver

1 Ei

½ TL Olivenöl

1 Prise Salz

ZUBEREITUNG:

1. Backblech mit Backpapier bereitstellen. Backofen mit Umluft auf 200 Grad vorheizen.

2. Alle Zutaten in einer großen Schale vermischen, bis eine gleichmäßige Teigmasse entsteht. Alles mindestens zehn Minuten lang ziehen lassen.

3. Etwas normales Mehl auf den Handflächen verteilen, damit sich der Teig gut formen lässt.

4. Das Brot in die gewünschte Form bringen und darauf achten, dass es an jeder Stelle mindestens zwei Zentimeter dick ist. Der Teig geht kaum auf und muss sich später zur Befüllung noch aufschneiden lassen.

5. Zwölf Minuten lang backen und anschließend vorsichtig wenden. Weitere zwölf Minuten backen. Nach Bräunungsgrad und Gefühl noch ein paar Minuten draufgeben. Dann aus dem Ofen nehmen und fünf Minuten lang abkühlen lassen.

KETCHUP

ZUTATEN:

Frische Tomaten	Limettensaft *(frisch)*
Zwiebel	Salz
Knoblauch	Pfeffer
Chilipulver	Olivenöl
Rosmarinpulver	

ZUBEREITUNG:

1. Zwiebel und Knoblauch schälen und klein schneiden. Tomaten klein schneiden (Mittelteil entfernen).
2. Olivenöl erhitzen und geschnittenen Zwiebel und Knoblauch in die Pfanne geben und glasig dünsten.
3. Tomaten, Rosmarinpulver, Limettensaft, Salz und Pfeffer dazugeben und etwa 15 Minuten köcheln lassen.
4. Wenn die Tomaten weich genug sind, Topf vom Herd nehmen und mit einem Stabmixer pürieren.
5. Danach diese Masse durch ein Sieb streichen.

MAYONNAISE

ZUTATEN:

Eigelb

Senf

Olivenöl

Limettensaft

Salz

Pfeffer

ZUBEREITUNG:

1. Senf und Eigelb in einer Schüssel verrühren.
2. Das Olivenöl in einem dünnen Strahl dazu gießen und mit einem Schneebesen kräftig schlagen. (Es ist wichtig, solange zu schlagen, bis sich die Mayonnaise in der Schüssel zusammenrollt.)
3. Limettensaft, Salz und Pfeffer dazugeben.

DIE BURGER

Da ich mich des Öfteren auf mein bereits zuvor zubereitetes Burgerbrot verlassen habe, legte ich dieses bereits am Vorabend aus der Gefriertruhe, um es bis zum Gebrauch auftauen zu lassen. Diesen Prozess kann man natürlich auch verkürzen, indem man die vorgefertigten, tiefgekühlten Burgerbuns direkt im Backofen auftaut, ich bevorzuge es aber, die vorgetauten Brötchen dann nur noch kurz vor Verzehr im Backrohr aufzubacken. Auch das Fleisch wird immer nach Packungsbeilage frisch zubereitet. Die bereits vorgefertigten Patties können genauso wie die Brötchen auch eingefroren werden. Vor Gebrauch einfach im Rohr oder in der Pfanne erhitzen.

ALPEN-BURGER

ZUTATEN:

Eiweißbrot	Mayonnaise
Fleisch	Würzige Käsescheiben
Zwiebel	Salatblatt
Krautsalat	Senf

ZUBEREITUNG:

1. Fleisch oder Fleischersatz gemäß Anweisung zubereiten.
2. Brotunterteil mit Mayonnaise bestreichen.
3. Salatblatt darauflegen.
4. Auf das Salatblatt den Krautsalat geben.
5. Fleisch auf den Krautsalat legen.
6. Fleisch mit Senf bestreichen.
7. Käsescheibe darauflegen.
8. Darauf abwechselnd Tomaten und Gurkenscheiben.
9. Frischen Zwiebel zum Abschluss.
10. Brotdeckel schließen.

ASIA-BURGER

ZUTATEN:

Eiweißbrot	Ingwer
Fleisch	Teriyaki-Sauce
Zwiebel	Mayonnaise

ZUTATEN TERIYAKI-SAUCE:

Ingwer	Limette
Zuckerersatzstoff	Gin
(Xylit, Stevia oder andere)	Zuckerfreie Sojasauce

ZUBEREITUNG SAUCE:

1. Ingwer schälen und fein reiben.
2. Xylit oder Stevia in einer Pfanne karamellisieren lassen und mit Sojasauce ablöschen.
3. Ingwer, Limettensaft und Gin einrühren und die Sauce reduzieren (eindampfen), bis sie glänzt.

ZUBEREITUNG BURGER:

1. Brotunterteil mit Mayonnaise bestreichen.
2. Salatblatt auf die Mayonnaise legen.
3. Fleisch auf das Salatblatt legen.
4. Teriyaki-Sauce über das Fleisch gießen.
5. Frischen Zwiebel auf die Sauce legen.
6. Brotdeckel schließen.

AVOCADO-RUCOLA-BURGER

ZUTATEN BURGER:

Eiweißbrot
Fleisch *(vegan, hybrid oder echt)*
Guacamole

Rucola
Avocado
Zwiebel

ZUTATEN GUACAMOLE:

Avocado
Limette
Zwiebel
Knoblauch
Tomate

Joghurt fett *(10 Prozent)*
Salz
Pfeffer
Chilipulver
Petersilie

ZUBEREITUNG GUACAMOLE:

1. Zwiebel und Knoblauch schälen, zerkleinern und mörsern. Eine Prise Chilipulver dazugeben. Für mehr Schärfe eine zerkleinerte Chilischote dazugeben.
2. Reife Avocado schälen. Kern entfernen. In einer Schale mit einem Löffel zu einem Brei drücken. Die gemörserte Zwiebel und den Knoblauch dazumischen.
3. Frischen Limettensaft dazumischen.
4. Einen Esslöffel fettes Joghurt und eine gehackte Tomate unterheben und verrühren.
5. Fein gehackte Petersilie untermischen.
6. Mit Salz und Pfeffer abstimmen.

ZUBEREITUNG BURGER:

Das Eiweißbrotunterteil dick mit Guacamole bestreichen. Das Fleisch daraufgeben. Feine Avocadostreifen auf das Fleisch geben und mit Rucola bedecken. Abschließen mit etwas roter Zwiebel. Eiweißbrotdeckel daraufgeben.
Wenn die Guacamole gut gewürzt wurde, ist kein zusätzliches Salz nötig.

BBQ-BURGER

ZUTATEN BURGER:

Eiweißbrot	Gurken
Fleisch	Barbecuesauce
Zwiebel	Käsescheiben
Tomaten	Salatblatt

ZUTATEN BBQ-SAUCE:

Knoblauch	Zwiebelpulver
Tomatenmark	Chilipulver
Senf	Paprikapulver
Apfelessig	Kreuzkümmel
Sojasauce	Zuckerersatz Xylit
Salz	Wasser

ZUBEREITUNG SAUCE:

1. Die Geschmacksrichtung definieren Sie selbst, indem Sie von einer Zutat mehr oder von der anderen weniger nehmen.
2. Alle Zutaten in einen Topf geben und auf mittlerer Hitze etwa 30 Minuten köcheln lassen.
3. Sauce so lange reduzieren, bis sie dickflüssig ist.

ZUBEREITUNG BURGER:

1. Brotunterteil mit Barbecuesauce bestreichen.
2. Ein Salatblatt auf die Sauce legen.
3. Fleisch auf das Salatblatt legen.
4. Fleisch noch einmal mit der Barbecuesauce bestreichen.
5. Käsescheibe darauflegen.
6. Darauf abwechselnd Tomaten und Gurkenscheiben legen.
7. Frische Zwiebel zum Abschluss.
8. Brotdeckel schließen.

CHAMPIGNON-BURGER

ZUTATEN BURGER:

Eiweißbrot

Fleisch-Patty

Tomate

Salatgurke

Eisbergsalat

Ketchup

Petersilie

Oregano

Knoblauch

Salz

Meersalz

Pfeffer

Olivenöl

ZUBEREITUNG BURGER:

1. In einer Pfanne Olivenöl erhitzen und Champignons (ohne Stiel) auf beiden Seiten leicht anbraten.
2. Nach dem Grillen leicht mit Meersalz würzen.
3. Eiweißbrotunterteil mit Ketchup bestreichen.
4. Fleisch auf das Ketchup geben.
5. Auf das Fleisch noch einmal Ketchup streichen.
6. Gegrillte Champignons auf das Fleisch legen.
7. Darauf frische Scheiben einer Salatgurke und Tomatenscheiben legen.
8. Eiweißbrotdeckel draufgeben.

CHIMICHURRI-BURGER

ZUTATEN BURGER:

Eiweißbrot	Gurken
Fleisch	Salatblatt
Tomaten	Chimichurri-Sauce

ZUTATEN CHIMICHURRI:

Thymian	Meersalz
Zwiebel	Lorbeerblätter
Petersilie	Paprikapulver
Zwiebel	Oregano
Knoblauch	Olivenöl
Paprikaschote	Essig
Chilischote	

ZUBEREITUNG CHIMICHURRI:

1. Die Petersilie und den Thymian abbrausen, trocken schütteln, die Blätter abzupfen und grob hacken.
2. Die Zwiebel und den Knoblauch abziehen und würfeln. Die Paprika sowie die Chili waschen, halbieren, die Kerne und Stiele entfernen und beides ebenfalls klein würfeln.
3. Das Salz mit den zerbrochenen Lorbeerblättern in einem Mörser fein zerstoßen.
4. Das Paprikapulver und den Oregano untermischen.
5. Die Petersilie, Thymian, Zwiebel, Knoblauch, Paprika und Chili mit der Gewürzmischung in einer großen Schale gut vermengen.

6. Abdecken und etwa eine Stunde durchziehen lassen.

7. Anschließend das Öl mit dem Essig und etwa 100 Milliliter Wasser verrühren und mit der Kräutermischung gründlich vermengen.

CURRY-BURGER

ZUTATEN BURGER:

Eiweißbrot	Gurken
Fleisch	Curry-Sauce
Zwiebel	Käsescheiben
Tomaten	Salatblatt

ZUTATEN CURRY-SAUCE:

Zwiebel	Xylit
Paprika	Apfelessig
Knoblauch	Paprikapulver
Tomatenmark	Chiliflocken
Cherrytomaten	Kurkuma
Getrocknete Tomaten	Olivenöl
Wasser	Salz
Chilischote	

ZUBEREITUNG CURRY-SAUCE:

1. Paprika, Chilischote, Zwiebel, Knoblauchzehen und getrocknete Tomaten zerkleinern.

2. Zwiebel, Chili und getrocknete Tomaten in einen Topf geben.

3. Mit Hilfe von Olivenöl bei mittlerer Hitze erhitzen, bis die Zwiebeln glasig sind.
4. Cherrytomaten dazugeben und leicht anbraten.
5. Paprikastreifen und Knoblauchzehen dazugeben und auch leicht anbraten.
6. Mit Apfelessig ablöschen und etwa drei Minuten köcheln lassen.
7. Paprikapulver, Kurkuma, Tomatenmark und Xylit einrühren und bei niedriger Hitze etwa eine Stunde köcheln lassen.
8. Das Ganze mit einem Stabmixer zerkleinern.

ZUBEREITUNG BURGER:

1. Brotunterteil mit Currysauce bestreichen.
2. Ein Salatblatt auf die Sauce legen.
3. Fleisch auf das Salatblatt legen.
4. Fleisch noch einmal mit der Currysauce bestreichen.
5. Käsescheibe darauflegen.
6. Darauf abwechselnd Tomaten und Gurkenscheiben legen.
7. Frische Zwiebel zum Abschluss.
8. Brotdeckel schließen.

DER KLASSIKER

ZUTATEN:

Eiweißbrot   Tomaten
Fleisch   Gurken
Ketchup   Salz
Käsescheiben   Pfeffer
Salatblatt

ZUBEREITUNG:

1. Eiweißbrot-Unterteil mit Ketchup bestreichen.
2. Ein großes Salatblatt darauflegen.
3. Auf das Salatblatt Fleisch geben.
4. Auf das Fleisch eine Scheibe Käse legen.
5. Auf den Käse je zwei Scheiben Tomaten und Gurken legen.
6. Salz und Pfeffer dazu.
7. Brotdeckel daraufgeben.

GEMÜSE-BURGER

ZUTATEN:

Eiweißbrot	Ei
Veganes oder Hybrid-Fleisch	Salz
Champignons	Pfeffer
Zucchini	Olivenöl
Paprika	Salatblatt
Zwiebel	

ZUBEREITUNG:

1. Zwiebel schneiden und in einer Pfanne mit Öl glasig braten.
2. Klein geschnittene Champignons, Zucchini und Paprika dazugeben und leicht anbraten.
3. Aus der Pfanne nehmen, salzen und mit Pfeffer oder Chilipulver würzen.
4. In der erhitzen Pfanne ein Spiegelei zubereiten.
5. Eiweißbrot-Unterteil mit Mayonnaise bestreichen.
6. Ein großes Salatblatt daraufgeben.
7. Auf das Salatblatt das angebratene Gemüse geben. Darauf das Fleisch und darüber das Spiegelei legen.
8. Salz und Pfeffer dazugeben.
9. Brotoberteil draufgeben.

GRILLKÄSE-BURGER

ZUTATEN:

Eiweißbrot   Salatblatt
Grillkäse   Mayonnaise
Tomaten

ZUBEREITUNG:

1. Brotunterteil mit Mayonnaise bestreichen.
2. Salatblatt darauflegen.
3. Grillkäse auf Salatblatt legen.
4. Darauf abwechselnd Tomaten und Gurkenscheiben legen.
5. Frischen Zwiebel zum Abschluss.
6. Brotdeckel schließen.

SWEET CHILI-BURGER

ZUTATEN BURGER:

Eiweißbrot

Fleisch

Zwiebel

Tomaten

Gurken

Sweet Chili-Sauce

Käsescheiben

Salatblatt

ZUTATEN SWEET CHILI-SAUCE:

Knoblauch

Chilischoten

Meersalz

Essig

Wasser

Xylit

Speisestärke

ZUBEREITUNG SWEET CHILI-SAUCE:

1. Alle Zutaten, mit Ausnahme der Speisestärke, in einen Topf geben und mit einem Stabmixer zerkleinern.
2. Bei mittlerer Hitze aufkochen lassen.
3. Etwa drei Minuten weiterköcheln lassen, bis der Inhalt eingedickt ist.
4. Die Stärke mit etwas Wasser vermengen und unter die eingedickte Masse rühren.
5. Etwa zwei Minuten mitköcheln lassen, bis die Sauce vollständig eingedickt ist.

ZUBEREITUNG BURGER:

1. Brotunterteil mit Sweet Chili-Sauce bestreichen, ein Salatblatt auf die Sauce legen.
2. Fleisch auf das Salatblatt legen.

3. Fleisch noch mit der Sweet Chili-Sauce bestreichen.
4. Käsescheibe darauflegen.
5. Auf die Käsescheibe abwechselnd Tomaten und Gurken-scheiben legen.
6. Frischen Zwiebel obenauf legen.
7. Brotdeckel schließen.

TEX-MEX-BURGER

ZUTATEN:

Eiweißbrot	Zwiebel
Fleisch	Koriander
Guacamole	Salz
Käsescheiben	Pfeffer
Salatblatt	
Jalapeños	

(scharfe kleine Paprikas, in vielen Supermärkten erhältlich)

ZUBEREITUNG:

1. Brotunterteil mit Guacamole bestreichen.
2. Ein großes Salatblatt daraufgeben.
3. Auf das Salatblatt Fleisch geben.
4. Auf das Fleisch eine Scheibe Käse legen.
5. Auf den Käse geschnittene Jalapeños legen.
6. Gehackten Koriander drüberstreuen.
7. Salz und Pfeffer dazu.
8. Brotdeckel schließen.

TOMATEN-MOZZARELLA-BURGER

ZUTATEN:

Eiweißbrot

Fleisch-Patty

Tomate

Mozzarella

Oregano

Basilikum

Salz

Pfeffer

Mayonnaise

ZUBEREITUNG:

1. Standard-Mayonnaise mit etwas Oregano mischen.
2. Brötchen mit Mayonnaise bestreichen (Hier sind Brioche-Brötchen besonders gut geeignet).
3. Fleisch daraufgeben.
4. Mozzarella-Scheibe auf das Fleisch legen.
5. Eine Scheibe Tomate darauflegen.
6. Obenauf eine Schicht Mozzarella und wieder eine Tomate.
7. Mit frischem Basilikum garnieren.
8. Salzen.
9. Oberteil draufgeben.

TSATSIKI-BURGER

ZUTATEN BURGER:

Eiweißbrot	Käsescheiben
Fleisch	Gurken
Zwiebel	Tomaten
Tsatsiki	Salatblatt

ZUTATEN TSATSIKI:

Griechisches Joghurt	Pfeffer
(mindestens 10 Prozent Fett)	Olivenöl
Gurke	Knoblauch
Salz	

ZUBEREITUNG TSATSIKI:

1. Gurken schälen, Gehäuse und Kerne entfernen und fein raspeln.
2. Gurke und Joghurt in eine Schale geben und Knoblauch dazupressen.
3. Mit Salz und Pfeffer abstimmen.
4. Olivenöl dazugeben und Masse verrühren.
5. Im Kühlschrank abkühlen und ziehen lassen (je länger, umso besser).

ZUBEREITUNG BURGER:

1. Brotunterteil mit Tsatsiki bestreichen.
2. Salatblatt darauflegen.
3. Fleisch auf Salatblatt legen.
4. Auf das Fleisch Tsatsiki streichen.

5. Käsescheibe darauflegen.
6. Darauf abwechselnd Tomaten und Gurkenscheiben legen.
7. Mit frischen Oliven ohne Kerne verzieren.
8. Frischen Zwiebel zum Abschluss.
9. Brotdeckel schließen.

WASABI-SÜSSKARTOFFEL-BURGER

ZUTATEN BURGER:

Burger-Brötchen	Knoblauch
(Brioche besonders gut geeignet)	Avocado
Fleisch-Patty	Chilipulver
Wasabi-Avocado-Sauce	Olivenöl
Süßkartoffel	

ZUTATEN WASABI-AVOCADO-SAUCE:

Avocado	Sojasauce
Limette	Salz
Wasabipaste	Chilipulver
Ingwer	

ZUBEREITUNG SAUCE:

1. Reife Avocado schälen, Kern entfernen und in einer Schale mit einem Löffel zu einem Brei drücken.
2. Ingwer schälen und fein in die Schale reiben.
3. Limettensaft aus frischer Limette in die Schale drücken und die Wasabipaste einrühren.
4. Mit Salz und Chilipulver abstimmen.
5. Der Schärfegrad hängt von der Menge der Wasabipaste und des Chilipulvers ab.

ZUBEREITUNG BURGER:

1. Backofen vorheizen (etwa 200 Grad mit der Einstellung »Umluft«).
2. Auf ein Blech Backpapier geben und darauf in etwa einen Zentimeter dicke Scheiben geschnittene Burger-Brötchen legen.
3. Die Scheiben mit Olivenöl bestreichen und etwa 25 bis 30 Minuten im Rohr backen.
4. Nach dem Backen mit Meersalz bestreuen und etwa fünf Minuten ziehen lassen.
5. Burger-Brötchen mit der Wasabi-Avocado-Sauce bestreichen.
6. Fleisch auf die Sauce geben. Auf das Fleisch nochmals einen Teelöffel Wasabisauce streichen.
7. Zwei bis drei Scheiben Süßkartoffel darauflegen. Brotdeckel schließen.

DREIMAL TÄGLICH BURGER, PIZZA UND KEBAB

Im letzten Moment wurde mir mulmig zumute. Am Abend vor Beginn meines Selbstversuches legte ich zwei vorbereitete Brioche-Brötchen zum Auftauen auf die Anrichte und ein Burger-Patty aus veganem Fleisch sowie Süßkartoffelscheiben zum Abkühlen in den Kühlschrank und fragte mich, was ich da eigentlich tat. Was, wenn die Ergebnisse nicht erwartungsgemäß ausfielen? Was, wenn ich sogar zu- statt abnahm? Wenn ich gesundheitliche Probleme bekam? Wenn sich meine Laborwerte verschlechterten? Was, wenn mir alles zu eintönig wurde und ich den Versuch abbrach? Hier das Tagebuch meines Selbstversuchs.

Ich hatte genug Lebenserfahrung, um zu wissen, dass Zweifel im letzten Moment normal sind. Ich wusste auch, wie ich mit ihnen umzugehen hatte. Ich analysierte sie. Waren ernsthafte Hinderungsgründe aufgetaucht? Das war nicht der Fall. Also legte ich sie beiseite und folgte ohne weitere Grundsatzdiskussionen mit mir selbst weiter meinem Plan. Morgen würde es losgehen.

TAG 1

Obwohl ich schlecht schlief, wachte ich positiv aufgeregt auf, wie vor einer Reise. Meine Zweifel hatten die Nacht nicht überstanden. Ich freute mich auf meinen Burger zum Frühstück, obwohl, oder gerade, weil es eine Veränderung war. Gewöhnlich frühstückte ich Eier, gerne auch mit Schinken, dazu getoastetes Brot und Kaffee. Ich garnierte meinen Burger mit Veggie-Käse, Eisbergsalat, Süß-Sauer-Sauce, Tomaten- und Salatgurkenscheiben sowie den aufgewärmten Süßkartoffelscheiben.

Dazu trank ich einen Kaffee und einen meiner neuen Natur-Drinks mit Orange. Noch bevor ich zu essen anfing, postete ich ein Foto von mir, meinem ersten Frühstücksburger und meiner Sanduhr auf Instagram. Während ich aß, bekam ich vier Likes und eine Nachricht von einer Bekannten. »Willst du das wirklich durchziehen?«

Ja, das wollte ich. Während ich mein erstes Fast-Food-Frühstück ganz slow aß (was etwas nervte, weil ich zwar hartnäckig, aber ungeduldig bin), überlegte ich schon, was ich als ersten Eintrag in mein Ess-Tagebuch schreiben würde. Vielleicht so etwas wie »Allen Anfang wohnt ein Zauber inne« aus Hermann Hesses Gedicht »Stufen«, obwohl die Zeile durch häufiges Zitieren schon ziemlich abgenutzt war.

Als ich den Tisch schon abräumte und dabei trotz des recht üppigen Frühstücks noch unbefriedigt war, fiel mir noch ein viel weniger poetischer Satz ein, den ich eintragen musste: »Verdammt, ich habe die Desserts vergessen«, lautete er. »Wie hatte mir das nur passieren können?«

Ein Dessert, eine süße Versuchung, sowas gibt es auch in der Fast-Food-Welt. Ich persönlich würde mich zwar nicht als Naschkatze bezeichnen, weswegen mir der Verzicht auf Naschereien nicht schwerfiel, aber auch für süße Fast-Food-Versuchungen muss es eine gesunde Alternative geben. Ein Stück Obst bietet sich da zum Beispiel gut an. Ein Apfel, eine Orange, auch einmal eine Mango oder eine Kiwi, was eben da ist. Auch der Vitaminhaushalt wird für das eine oder andere Stück Obst dankbar sein, die Fructose darf man hier aber nicht unterschätzen.

Wer außerdem nicht auf Süßes verzichten möchte, kann sich auf Low-Carb-Süßspeisen oder Low-Carb-Backmischungen berufen. Im hinteren Teil dieses Buches gibt es ein Beispiel dafür.

Bisher dachte ich nach meinem Frühstück nicht mehr an Essen, sondern an die Aufgaben, die mein Tag brachte. Ich berate inzwischen Gastronomie-Unternehmen bei der Expansion und Filialisierung, zum Beispiel eine erfolgreiche alternative Kaffeehauskette, die über ein Franchisesystem wachsen wollte. Das fand ich spannend und es gab immer jede Menge zu tun. Doch diesmal dachte ich: Vier Stunden nichts zu essen. Und was, wenn irgendwo Nüsse standen und ich meine Finger nicht davon lassen konnte?

In mein Tagebuch schrieb ich: Verzicht fühlt sich in der Theorie immer so souverän und in der Praxis so erbärmlich an. Immerhin war ich durch meine Vorbereitungen darauf eingestellt, nein zu sagen. Vier Stunden lang nein, und vier Stunden sind keine Ewigkeit. Sie lassen sich überwinden, indem man sich in irgendetwas stürzt. Ich griff zum Handy und erledigte meinen ersten Anruf des Tages. Auf einmal war es schon Zeit fürs Mittagessen und ich freute mich wie ein Kind zu Weihnachten darüber. Ich hatte etwas geschafft.

Diesmal gab es den BBQ-Burger nach meinem Rezept. Ich bin in der privilegierten Situation, von zu Hause aus arbeiten zu können. Home Office, schon seit längerem, wann ich es wollte. Wenn ich keine Termine hatte, war das immer möglich. Das heißt, ich brauchte mir keine Burger zum Mitnehmen machen, sondern konnte sie gleich daheim essen, was die Sache erleichterte. Obwohl ich mir genau zu diesem Zweck Faltschachteln besorgt hatte, die ziemlich nahe an die *McDonald's*-Schachteln herankamen. Burger in Alufolie einzupacken, das ging einfach nicht. Das war wie Imbiss für den Wandertag. So weit war ich noch nicht und würde ich auch wahrscheinlich nie sein. Ganz abgesehen davon, dass kalte Patties an warme trotz allem nicht herankamen.

Auch die nächsten vier Stunden überstand ich relativ gut. Ich war selbst verwundert. Offenbar tat der niedrige glykämische Index meiner Lebensmittel tatsächlich seine Wirkung. Man wusste ja nie. Bei Theorien kann es sowie beim Verzicht sein. Manche sind am Papier genial und in der Praxis erbärmlich.

Gegen 15 Uhr bekam ich Lust auf einen Snack, ziemlich große Lust ehrlich gesagt. Ich wäre eigentlich so weit gewesen, die Sache mit dem Gummiring, dem Kerzenwachs oder der Hardrock-Musik zur »Craving-Kontrolle« zu testen, aber das war mir dann zu mühsam. Ich rieb an meiner Nase, das funktionierte auch. Danach lief mein Tag schon wieder weiter.

Um 17 Uhr aß ich meinen dritten Burger und stellte fest, dass noch etwas funktionierte: Drei Mal Burger kamen mir vor wie drei verschiedene Mahlzeiten. Diesmal verwendete ich Hybrid-Fleisch, aber das machte eigentlich nicht den großen Unterschied. Der lag eher in der Sauce und dem restlichen Drumherum.

So weit, so gut. Doch endete mein erster Tag Fast-Food-Diät mit dem Aufräumen nach meiner letzten Mahlzeit eigentlich nicht, sondern er fing erst damit an. Denn es war jetzt 17.10 Uhr und mir standen mindestens sechs Stunden ohne jegliche Nahrungsmittelzufuhr bevor. Was hatte ich mir bei der Planung eigentlich nur gedacht? Wie sollte ich das überstehen?

Ich wusste, dass ich diese Stunden eigentlich leicht überstehen könnte. Es hatte bereits viele Tage in meinem Leben gegeben, an denen ich nach 17 Uhr nichts mehr gegessen hatte, einfach, weil ich nicht daran gedacht hatte, und ich hatte jetzt genauso wie den restlichen Tag über nicht den geringsten Hunger.

Bloß diese fixe Regel, dieses Verbot, machte es schwierig. Wenn ich essen hätte können, hätte ich wahrscheinlich gar nichts gegessen, denn ich fühlte mich satt und zufrieden. Doch durch das Verbot stand das Essen ständig im Raum und das Ganze drohte zu einem Kampf zu werden.

Ich führte ihn, indem ich eine Runde schloggte. Das half, indem es mich auf andere Gedanken brachte. Doch als ich wieder daheim und geduscht war, ging meine Auseinandersetzung mit mir selbst und meinen Regeln von neuem los. Was tun? Ich ging in die Küche und lenkte mich mit der

Zubereitung künftiger Mahle ab. Wenn ich schon an nichts anderes als an Essen denken konnte, konnte ich es ja so ausleben.

Auch das funktionierte. Sogar ziemlich gut. Ich stand drei Stunden lang in der Küche und bereitete Burger-Brötchen und -Patties und schließlich auch eine Sauce, für die ich die Zutaten daheim hatte, vor. Das Ganze hatte bloß einen Nachteil. Wenn das vierzig Tage lang Teil meiner neuen Routine sein würde, würde ich ein halbes Dutzend zusätzliche Tiefkühltruhen brauchen, ganz abgesehen davon, dass ich mit den Früchten meiner Arbeit tatsächlich ein eigenes Restaurant betreiben hätte können.

Doch dieses Problem würde ich lösen, wenn es so weit war. Gegen Mitternacht fiel ich ins Bett. Ich war zu müde, um noch groß darüber nachzudenken, dass ich den ersten Tag geschafft hatte. Mit etwas mehr Aufwand an Willenskraft, als ich es erwartet hatte, aber letztendlich doch relativ einfach und jedenfalls in der Sache planmäßig.

TAG 2

Fühle ich mich schon anders? Bin ich schon anders? Nach dem Aufwachen führte mich mein erster Weg zur Waage. Am Tag null waren es noch ganz genau 96 Kilo gewesen, jetzt war ich begierig nach Erfolgserlebnissen. Konnte sich schon etwas zumindest ein bisschen geändert haben? Und wenn ja, in welche Richtung? Ich hielt es für möglich, dass ich heute sogar etwas mehr wog als vorgestern, und auf dem Weg zur

Waage nahm ich mir vor: Was immer sie anzeigte, es würde mir egal sein. Ich würde einfach weitermachen.

Die Digitalanzeige meiner Waage zeigte eine Reihe blasser Achten, während sie sich einpendelte. Schließlich stand das Ergebnis in roten leuchtenden Buchstaben da und ich sah es mir mindestens zwei Minuten lang stumm und unbewegt an. 95,4 Kilogramm. Das bedeutete um 0,6 Kilo weniger. Klar, dass das eine Momentaufnahme war. Ich bewegte mich innerhalb einer physiologischen Schwankungsbreite.

Aber jetzt, wo sie da war, merkte ich, dass ich Motivation gebrauchen konnte. Jeder Mensch konnte Motivation immer gebrauchen. Deshalb rechnete ich zunächst beim Zähneputzen im Kopf und dann noch einmal am Handy nach. Wie viel war 0,6 mal vierzig? Ich hätte dann nach meinem Selbstversuch nur noch 72 Kilo. Um 24 weniger als jetzt. So schlank wollte ich gar nicht werden. Aber es tat mir gut, mich mit diesen Zahlen zu beschäftigen, während ich mich auf den zweiten Tag meines Vierzig-Tage-Selbstversuches vorbereitete.

Am Abend, so gegen 17.30 Uhr, schrieb ich in mein Fast-Food-Diät-Tagebuch: Keine Kopfschmerzen, keine Stimmungsschwankungen, kein Hunger. Also alles bestens? Eigentlich schon, bloß musste ich lernen, mich selbst anders zu managen.

Nach dem Abendessen war da immer diese lange Phase bis zum Schlafengehen und ich merkte, dass ich dieser Herausforderung aktiv begegnen musste. Es fühlte sich an, als hätte ich einfach mehr Energie, und ich musste etwas mit ihr anfangen.

Am Tag zwei ging ich eine große Runde spazieren. Das brachte mich auf andere Gedanken und dem Wert auf meiner Schritte-App tat es auch gut. Als ich heimkam, lag ich sowohl für den ersten als auch für den zweiten Tag knapp über 10.000 Schritten und war entspannter. Ich las noch ein bisschen und ging dann schlafen.

TAG 3

95,2 Kilo. Also minus 0,8 Kilo insgesamt und minus 0,2 Kilo am zweiten Tag. Das ergab einen bisherigen Tages-Durchschnitt von minus 0,4 Kilo. Wie viel war 0,4 mal vierzig? Damit würde ich nach meinem Selbstversuch achtzig Kilo wiegen, also um 16 Kilo weniger. Für mein Gefühl wäre ich damit auch noch hart am Untergewicht. Ich ging aber davon aus, dass sich diese Kurve abflachen würde. Zum Beispiel, weil der Salz-Effekt wegfallen würde. Salz bindet Wasser im Körper, und wenn die regelmäßige Salzzufuhr geringer wird, müsste eigentlich auch weniger Wasser und damit weniger Gewicht im Körper gebunden sein.

Ich aß dreimal Pizza. Tomate-Mozzarella zum Frühstück, Capricciosa zu Mittag und Tonno am Abend. Dreimal Pizza an einem Tag? Ich fand das total in Ordnung. Ich nahm es nicht als Pizza, Pizza und noch ein weiteres Mal Pizza wahr, sondern als Käse, Fleischersatz und Thunfisch. Es machte mich satt und zufrieden, wobei mir auch klar wurde: Ich könnte statt einer kompletten Fast-Food-Diät auch eine reine Burger-Diät durchhalten.

Zumindest würde ich daran nicht scheitern. Burger waren mir lieber als Pizza. Schon die Zubereitung machte mir mehr Spaß, als einfach Pizzaböden zu belegen und das Ganze mit etwas Olivenöl bestrichen ins Backrohr zu schieben. Das Essen selbst war auch aufregender und natürlich kam dazu: Von meiner Prägung her war ich nun einmal kein *Pizza Hut*-, sondern ein *McDonald's*-Junkie.

An diesem Tag räumte ich meine Wohnung auf und bügelte mit ungewohnter Heiterkeit meine Hemden. Danach schrieb ich noch einige E-Mails an potenzielle Investoren für das alternative Franchise-System, an dem ich arbeitete. Wenn ich abends nicht zur Ruhe kam, hatte das also in Wirklichkeit viele Vorteile. Und fest stand, dass ich in den vergangenen beiden Nächten besser geschlafen hatte als vor Beginn meines Selbstversuches.

TAG 4

Zwei Worte fielen mir bei dem Blick auf die Waage ein, Rückschlag und Schwankungsbreite. Sie zeigte 95,3 Kilo an und damit die geringste Abweichung zu meinem Vortagesgewicht, zu der sie in der Lage war: 0,1 Kilo plus. Vor allem störte mich daran, dass es nicht weiter nach unten gegangen war. Aber ein Rückschlag?

Das wäre wirklich übertrieben gewesen. 0,1 Kilo, die kriegte ich wahrscheinlich weg, wenn ich mich besser rasierte, und selbst wenn sich etwas in die richtige Richtung entwickelt, tut es das kaum linear. Das war sogar beim Umsatz von

McDonald's so. Am Ende des Jahres stand zu meiner Zeit immer ein Plus, was aber nicht hieß, dass wir an jedem einzelnen Tag und in jeder einzelnen Woche ein Plus gegenüber dem Vergleichstag oder der Vergleichswoche des Vorjahres erzielt hatten. Es gab immer ein Auf und Ab und am Ende kam es auf die Tendenz an.

Die Tendenz bei meinem Gewicht war jetzt: minus 0,23 Kilo pro Tag, was minus 9,3 Kilo in vierzig Tagen bedeutete. Das fühlte sich für mich realistisch an. Trotzdem fragte ich mich: Sollte ich besser aufhören, mich zu wiegen, und erst am Morgen nach dem letzten Tag meines Selbstversuches Fakten schaffen? Ich hielt das für eine gute Idee, war aber sicher, dass ich sie nicht durchhalten würde. Was immer ich jetzt beschloss, morgen um diese Zeit würde ich wieder auf der Waage stehen.

Während ich zum Frühstück meinen Asia-Burger kaute und die Sanduhr dabei gelegentlich austrickste, fragte ich mich, welche Rolle der Pizza-Tag gespielt hatte. Ich hatte nicht die geringste Lust, mit dem Kalorienzählen anzufangen. Ich hätte mich gefühlt wie bei einer meiner gescheiterten Kampf-Diäten, aber ich beschloss, das im Auge zu behalten und bei künftigen Pizzen beim Belag und beim Olivenöl vorsichtig zu sein.

Heute jedenfalls aß ich wieder drei Mal Burger, mein Lieblingsgericht. Es faszinierte mich, dass die Methode Abwechslung durch Beiprodukte bei immer gleichen Hauptzutaten (Burger-Brötchen und -Patties) so gut funktionierte. Sie funktionierte genauso gut wie bei *McDonald's* selbst. Im Grunde macht der Konzern mit Marketingaktivitäten wie zu meiner Zeit »Los Wochos«, »Asia Wochen«, »Italia Weeks«

und »Hüttengaudi« bloß viel Aufhebens um neue Bei-Produkte und die Gäste haben das Gefühl, diesmal aber wirklich etwas ganz anderes zu essen.

Wobei selbst diese Abwechslung nur ein Drittel der *McDonald's*-Kunden interessiert. Zwei Drittel essen sowieso immer das Gleiche, und das sind sogar die wichtigsten Kunden, die Heavy User, die mindestens drei Mal die Woche kommen. Im Grunde gilt ihnen die Hauptaufmerksamkeit des Konzerns.

TAG 5

Vielleicht doch besser auf die Tendenz setzen, statt jeden Morgen in einer von meiner Waage gesteuerten Hochschaubahn zu fahren. Das dachte ich, während ich mich am fünften Tag auf die Waage stellte: minus 0,4 Kilo im Vergleich zum Vortag! Ha!

Morgen würde ich mich wieder wiegen. Es machte Spaß und war ein interessanter Start in den Tag. Bloß die Tendenz wollte ich nicht mehr berechnen. Ich wusste inzwischen auch so, dass ich auf dem richtigen Weg war. Dann tat ich es doch. 1,1 Kilo Gewichtsverlust ohne Hungern mit lauter guten Sachen in nur vier Tagen. Das war doch wirklich schon etwas. Das war ein erster Erfolg, und wie hatte es bei *McDonald's* immer geheißen? Erfolg schafft Erfolg.

TAG 6

Wieder 0,4, also fast ein halbes Kilo weniger, dabei hatte ich gestern zu Mittag Pizza gegessen. Heute stand zum ersten Mal Kebab auf meinem Speiseplan und ich war gespannt auf Geschmack und Resultat. Nur einmal Kebab wohlgemerkt, nicht etwa dreimal. Falls dreimal Pizza ein Fehler gewesen war, wollte ich ihn nicht mit dreimal Kebab wiederholen. Denn wenn jemand etwas Neues versucht und einen Fehler macht, ist das normal, nur wenn er ihn immer wieder macht, ist das dumm.

Zu Mittag füllte ich ein orientalisches Sandwich mit Veggie-Fleisch, das ich in Streifen geschnitten hatte, fettem griechischem Joghurt, Paprikapulver, Chilipulver, gepressten Knoblauchzehen, geschnittenen Tomaten, Gurken und Zwiebeln. Fazit: Köstlich. Es muss nicht immer Burger sein. Etwas angespannt war ich nach dem Essen trotzdem, denn ich wusste noch nicht, wie sich das Kebab bis morgen auf mein Gewicht niedergeschlagen haben würde. Doch es gelang mir, das zu verdrängen. Wieder schlief ich gut.

TAG 7

94,3 Kilo, also minus 0,2. Das lag unterhalb der Tendenz, war aber immerhin ein Minus. Wäre mit einem Burger statt des Kebabs das Minus höher ausgefallen und sollte ich sicherheitshalber auf nur noch Burger umstellen? Mal sehen.

TAG 8

Eine Woche war um und ich zog ein Resümee. Ich hatte bisher ohne Hungern, fast ohne Disziplin und ganz ohne Lustverzicht mit richtig gutem und teils auch deftigem Essen 2,1 Kilo abgenommen. Denn zu den 1,7 Kilo von gestern waren heute Morgen weitere 0,4 Kilo gekommen.

Für Diät-Profis war das wahrscheinlich nichts, aber ich war damit zufrieden. Meine Fast-Food-Diät war eben keine Crash-Diät. Es ging um nachhaltiges Abnehmen. Außerdem lagen noch über vier Wochen vor mir, was von der Tendenz her bedeuten würde ... aber lassen wir das.

Ich schlief besser und war insgesamt aufgekratzter als sonst. Ich hatte mehr Energie, vor allem am Abend. Ich hatte deshalb bereits neue Routinen angenommen. Aus meinem anfänglichen Versuch, vor der Esspause nach 17 Uhr davonzulaufen, war eine aktivere Abendgestaltung geworden. Ich war in sieben Tagen zwei Mal je eine halbe Stunde schloggen und zwei Mal je zwei Stunden spazieren gewesen und erledigte alle möglichen Dinge am Abend. Meine Wohnung war aufgeräumter.

Und das Ganze wie gesagt nach nur einer Woche. Stolz war ich vor allem darauf, dass ich mich durchgehend an meine Regeln gehalten hatte. Ich war dabei nicht stolz auf meine Disziplin, sondern auf etwas anderes. Es war mir anscheinend tatsächlich gelungen, die Regeln so zu gestalten, dass sie nützlich waren und dass sogar ich sie einhalten konnte.

TAG 9

In die klassische Diät-Falle würde ich mit der Fast-Food-Diät
jedenfalls nicht tappen, dachte ich auf dem Weg zur Waage.
Die besteht darin, dass der Körper, sobald er den Eindruck
einer Hungersnot hat, den Stoffwechsel so umstellt, dass er
damit aus weniger Nahrung mehr Kalorien aufnehmen kann.
Mein Körper hatte diesen Eindruck sicher nicht. Er dachte
da schon eher, dass er im Schlaraffenland angekommen war.
93,7 Kilo zeigte die Waage an. Wieder um 0,2 Kilo weniger als
am Vortag. Die Richtung stimmte noch und ich war mit allem
zufrieden.

TAG 10

War das eine Trend-Umkehr? Die Waage zeigte wieder ein
unmerkliches, aber doch ein Plus in Höhe von 0,1 Kilogramm, also hundert Gramm. In Summe hatte ich damit
in den vergangenen drei Tagen noch immer abgenommen,
aber nur 0,3 Kilo. Hochgerechnet auf vierzig Tage wären
das nur enttäuschende vier Kilo weniger. Machte ich etwas
falsch? Sollte ich mich im Joggen statt im Schloggen versuchen? Mehr Disziplin dabei walten lassen? Einen reinen
Obst-Tag oder, noch besser, einen reinen Gemüsetag einle-
gen? Oder interimistisch Fasten, also zum Beispiel schon ab
14 Uhr nichts mehr essen?

Nur jetzt nicht die Nerven wegwerfen, dachte ich, als ich
in die Küche trottete, um mir meinen Frühstücks-Burger

zuzubereiten. Disziplin, Sport und Fasten, genau dazu sollte meine Diät ja ein Gegenentwurf sein, und wenn ich jetzt
damit anfing, war sie auch gescheitert. Und interimistisch
Fasten, das tat ich ja in Wirklichkeit schon. Aber zu mehr als
zwischen 17 Uhr abends und acht Uhr morgens nichts zu essen, war ich einfach nicht fähig. Da war ich sicher.

TAG 11

Minus 0,5 Kilo. Ich war wieder in der Spur. Gott sei Dank!
Konsequent bleiben hatte sich ausgezahlt. Doch heute wartete eine besondere Herausforderung auf mich. Freunde hatten
mich eingeladen, und es würde natürlich jede Menge gutes
Essen und Trinken geben. Würde ich diesen Verlockungen
widerstehen können?

Nicht hingehen war keine Option. Freunde zu treffen machte mich schon immer glücklich und ich wollte wegen meines
Selbstversuches nicht auf Dinge verzichten, die mich glücklich
machen. Ich wollte gerade wegen dieses Versuches nicht darauf verzichten, denn Dopamin-Ausschüttungen aus anderen
Quellen als Essen gehörten gleichsam zum Programm.

Wäre hingehen und eigenes Essen mitnehmen geblieben.
Speziell Brot. Low-Carb- oder Eiweißbrot gab es bei den Gast-
gebern bestimmt nicht. Bloß hatte das keinen Sinn. Wir trafen
uns um 19 Uhr. Also zwei Stunden nach meiner Deadline für
Nahrungsaufnahme. Bliebe also nur hingehen und nichts essen.

Zur Sicherheit erklärte ich den beiden die Situation am
Telefon, was kein Problem war. Alle möglichen Menschen

folgen allen möglichen Diäten oder haben alle möglichen Allergien und Unverträglichkeiten, weshalb gesellige Zusammenkünfte ohnedies immer Herausforderungen dieser Art mit sich brachten.

Als ich aufbrach, dachte ich an etwas, das die Erfinder praktisch aller Diäten, die ich bisher getestet hatte, gepredigt hatten: Ein Ausrutscher ist kein Verhängnis. Einfach vergessen und weitermachen. War ich schon dabei, mich innerlich für einen Ausrutscher bereit zu machen? Vielleicht ein bisschen. Dann dachte ich wieder an die Waage und an meine morgendliche Subtraktion. Ein Plus von 0,5 dort stehen zu sehen, das hätte mir den ganzen Tag versaut. Ich bin sonst kein Zahlenmensch, aber irgendwie hatte ich mich da inzwischen hineingesteigert.

TAG 12

Minus 0,3 Kilo. Ich fühlte mich wie ein Held. Mein größtes Fast-Food-Diät-Problem bei der kleinen Party war gewesen, dass ich unentwegt darüber reden musste. Wie geht das? Was bringt das? Was genau isst du? Wie lange machst du das schon? Wie lange machst du es noch? Schreibst du dann wieder ein Buch darüber?

Genau das hatte aber auch einen entscheidenden Vorteil, der mich letztlich alle Hürden meistern ließ. Ich konnte nicht groß und breit von meiner coolen Fast-Food-Diät und ihren Regeln erzählen und gleichzeitig dort um 19.30 Uhr Rindfleisch-Tartar essen und Weißburgunder aus der Ost-Steiermark dazu trinken. Das wäre richtig peinlich gewesen. Also blieb ich in der Rolle, ließ mir nichts anmerken mit meinem Wasserglas in der Hand und freute mich jetzt über die weiteren 0,3 Kilo und meinen Frühstücks-Hamburger.

TAG 13

Ich wog jetzt 92,6 Kilo. Das bedeutete gegenüber dem Vortag wieder um 0,4 Kilo weniger. Ich war sehr zufrieden. Eigentlich war ich mehr als das. Ich war glücklich, und ich fragte mich, ob das nur mit dem erfolgreichen Verlauf meiner Diät zu tun hatte. Vielleicht spürte ich auch eine Umkehrung des Effektes der anderen Diäten auf meine Laune.

Mangels Magenfüllung und kulinarischer Befriedigung war ich ständig schlechter Laune gewesen, jetzt war ich ständig guter. Konnte das auch an den besseren Lebensmitteln liegen, die ich jetzt zu mir nahm?

Eigentlich war das klar. Zucker, Fett und Salz – so viele Publikationen wiesen darauf hin, dass ein Zuviel davon nicht nur dem Körper, sondern auch dem Geist und der Seele schaden und dass sich in diesen Bereichen auch eine Unterversorgung mit Vitaminen, Nährstoffen und Spurenelementen auswirken kann. Ich hatte von Natur aus keine Neigung zum Schwermut, aber dass meine Lebensgeister mit meiner neuen Ernährung erst recht geweckt waren, das machte Sinn.

TAG 14

Minus 0,1 Kilo. Ich konnte inzwischen aus meiner Zahlen-
reihe beziehungsweise meinem Fast-Food-Diät-Tagebuch
ablesen, dass der Gewichtsverlust nach einem Pizza-Tag tatsächlich geringer ausfiel. Trotzdem hatte ich das Gefühl, dass
Pizza-Tage zu meiner allgemeinen Ausgeglichenheit beitru-
gen. Wenn ich ihre Auswirkungen kannte, war das umso besser. Dann konnte ich das steuern.

Trotzdem ging ich der Sache jetzt genauer nach. Nicht
für mich, nur für den Fall, dass mich jemand danach fragen
würde. Ich kam alleine durch den verwendeten Teig bei einer
Pizza auf 150 Kalorien mehr als bei einem Burger. Das machte
bei zwei Pizzen pro Tag um 300 und bei drei um 450 Kalorien
mehr aus.

TAG 15

Wieder nur hundert Gramm abgenommen. Dabei hatte ich
am Vortag nur Burger gegessen. Ich fand das deshalb unge-
recht. Allerdings tröstete ich mich mit einem anderen Gedanken rasch darüber hinweg. Zwei Wochen waren um und
ich hatte bisher insgesamt 3,6 Kilo abgenommen, im Schnitt
also 1,8 Kilo pro Woche. In der zweiten Woche hatte ich also
weniger erreicht als in der ersten, ich war aber immer noch
ganz gut unterwegs.

TAG 16

Minus 0,2 Kilo. Vielleicht haben die raschen Erfolge der ersten Tage meine Erwartungshaltung zu sehr nach oben geschraubt. Eine Erfahrung, die viele Menschen während einer Diät machen. Der rasche Gewichtsverlust zu Beginn ist eben wie gesagt oft nur der Abbau von Wasser und verfälscht die Realität. Ich war etwas ernüchtert, auch wenn langsames, stetiges Abnehmen ohne Stress und Druck das sicherste und beste ist. Mal sehen, wie die nächsten Tage werden, dachte ich, und schließlich kam es ja auch auf die Laborwerte an. Ich blieb bei vorwiegend Burger, ab und zu Pizza und Kebab. Eine Wunder-Diät im Sinne von purzelnden Kilos würde es nicht mehr werden, aber ich war trotzdem guter Dinge. Eine Diät, die etwas bewirkte, wurde für mich schon deshalb zur Wunder-Diät, weil ich sie einhalten konnte.

TAG 17

Das ist wirklich hart. Plus 0,3 Kilo. Konnte ich überhaupt noch von einer Diät sprechen? Mit einem Plus in dieser Höhe hätte ich nicht gerechnet. Erfahrene Aktieninvestoren meinen, dass Anleger nicht jeden Tag auf ihre Kurse starren sollen, weil das den Nerven auf Dauer immer schadet. Vielleicht war das ja wirklich mein Fehler, aber allmählich wurde es auch kritisch, wenn ich am Ende etwas vorweisen können wollte. Fast schon Halbzeit und kaum Bewegung. Warum nicht?

Was passierte gerade? Entgegen all der Schlüsse, die ich aus Studien und der Ernährungswissenschaft insgesamt gezogen hatte, und obwohl ich bei deren Umsetzung konsequent sein konnte, ging nichts weiter.

Ich dachte über meine Ziele nach. Was wollte ich eigentlich erreichen? Schlank, fit und gesund werden. Aber was bedeutete eigentlich schlank für mich? In Sachen Kilos hatte ich für mich nie Zahlen formuliert. Mein Ziel hatte sich eher auf die Sache konzentriert: Einen Plan entwickeln und ihn ernsthaft umsetzen. Was würde es bedeuten, wenn ich am Ende vier Kilo weniger hätte? Oder fünf? Ab wo wäre ich zufrieden? Ab wo unzufrieden?

Zehn Kilo weniger. Aus jetziger Sicht wirkte das hoch angesetzt, aber damit wäre ich von Anfang an richtig zufrieden gewesen. Meine aktuellen Daten wiesen allerdings nicht in diese Richtung. Bis acht Kilo weniger war auch alles einigermaßen in Ordnung, wenn ich bedachte, dass das Ganze ja keinen Leidensdruck verursachte. Unter sieben Kilo wäre es eine Enttäuschung, die ich mir irgendwie schönzureden versuchen würde, was unter fünf Kilo jedenfalls nicht mehr klappen würde.

Mit meinem neuen Ziel vor Augen, das ich visualisieren konnte, fühlte ich mich wieder besser. Minus zehn Kilo in vier Wochen. War das doch noch zu schaffen?

TAG 18

Das Schlurfen vom Schloggen hat sich meiner mittlerweile auch beim Gang ins Badezimmer bemächtigt. Dort steht die Waage. Ein bisschen Stärkung für mein Ego wäre jetzt gut, dachte ich am Tag 18 bei meinem Gang dorthin. Ein halbes Kilo weniger. Genau das hatte ich gebraucht. Es war wirklich erstaunlich, wie sehr meine Befindlichkeit inzwischen von diesen Werten abhing. Ich strengte mich zwar nicht besonders an, aber genau deshalb wollte ich dafür belohnt werden.

So ungefähr lief das bei meinem Selbstversuch, und wenn die Belohnung ausblieb oder mickrig ausfiel, dann verdüsterte sich meine Welt. Doch heute war sie hell. Ich wog jetzt 92 Kilo. Eine Zahl mit einer Acht davor war in Reichweite. Vier Kilo hatte ich inzwischen abgenommen. Jetzt nur ruhig und konsequent bleiben. An mich und meine Idee glauben. Meine Rechnung lautete: Ich minus zehn Kilo ist gleich Glück. Mit neuem Schwung und neuer Kreativität plante ich meinen Burger-Tag.

TAG 19

Ich war der Acht vor meinem Gewicht wieder um 0,3 Kilo näher. 91,7 Kilo. Ich hatte das Gefühl, dass der Bann des Übergewichtes damit endgültig gebrochen war. Der Rest würde jetzt auch dahinschmelzen. Die 1,7 Kilo bis zur magischen Grenze waren schon so gut wie Geschichte.

Auf meiner Agenda stand ein Besuch in einem Fast-Food-Restaurant. Ich hatte dort weder beruflich noch privat zu tun, ich wollte mich einfach nur umsehen, um meine Motivation zu steigern. Ich wollte mir noch einmal bewusst machen, warum ich mich zu diesem Selbstversuch entschlossen hatte und warum er Erfolg haben musste. Es sollte eine *McDonald's*-Filiale werden, konkret die in der Wiener Singerstraße, unweit des Wiener Stephansdoms.

Schon als ich durch die Glastür trat, merkte ich, dass meine Rechnung aufging. In 18 Tagen meiner eigenen Fast-Food-Diät hatte sich meine Wahrnehmung herkömmlichen Fast Foods bereits verändert. Während ich den unvermeidbaren Fettgeruch in Fast-Food-Restaurants bisher sogar ein bisschen verführerisch gefunden hatte, erschlug er mich diesmal geradezu.

Die grellen Farben, das Piepsen unzähliger Maschinen, das Brodeln des heißen Fettes und all die Kinder zwischendrin. Gerade eben noch hätte ich lange, wenn auch kritische, Abhandlungen über die Sexyness von *McDonald's*-Restaurants schreiben können, jetzt fiel mir kein Wort mehr dazu ein. Ich war sprachlos. Wie hatte ich so lange schäbige Junk-Food-Maschinen wie diese als meine wahre kulinarische Heimat lieben und hassen können?

Ich nahm mit einer Flasche Mineralwasser Platz und beobachtete die anderen Gäste. Ein Teenager mit der Figur einer siebzigjährigen Wiener Gemeindebau-Matrone stopfte mehr übermütig als genüsslich einen Hamburger Royal Käse mit großen Pommes und Coke in sich hinein, als gäbe es kein Morgen. Bevor er einen Bissen fertiggekaut hatte, schob er bereits den nächsten nach.

Dazwischen waren die Pommes dran, und weil das Ganze offenbar ein Durcheinander in seinem Mund verursachte, schwemmte er regelmäßig mit Coke nach. Das war kein Hunger. Es war auch keine Esslust. Das war Gier, wie sie durch Sucht entsteht. Der Junge sah aus, als würde er schreien, um sich schlagen oder sonst irgendwie flippen, wenn ich ihm jetzt sein Tablett einfach wegnehmen würde.

Und das alles für nichts weiter als ein bisschen Geld, das *McDonald's* mit ihm verdiente. Aus Sicht des Konzerns hatte der Junge dabei sogar alles richtig gemacht, vor allem, indem er ein Getränk bestellt hatte, noch dazu ein großes. Denn mit Getränken erzielt die Fast-Food-Industrie die höchsten Margen. Der Wareneinsatz bei Coca Cola, das die *McDonald's*-Filialen wie gesagt aus schwarzem Sirup und Wasser selbst herstellen, war noch geringer als der bei den Burgern. Das war der eigentliche Grund, warum *McDonald's* eines Tages angefangen hatte, Menüs anzubieten. Den Mehrwert, den sie den Gästen suggerierten, lukrierte *McDonald's* in Wirklichkeit selbst. Das Menü-Konzept war aufgegangen. Eine Umfrage zu den Essgewohnheiten von Kindern und Jugendlichen in Fast-Food-Restaurants legt nahe, dass sie dank kombinierter Angebote wie den *McDonald's*-Menüs deutlich mehr zuckerhaltige Getränke zu sich nahmen.

Drei Mädchen standen herum und wirkten, als wären sie nicht nachmittags in einer Burger-Bude, sondern nachts in einer Teenie-Disco, die sie für die große Welt hielten. Sie waren euphorisiert, anscheinend vom Dazugehören zur *McDonald's*-Welt, deren Banalität sie offensichtlich ebenso wenig durchschauten, wie ich es jahrzehntelang getan hatte.

Der Junge und die drei Mädchen, waren sie noch zu retten? Ich sah zu dem Wagen mit den benützten Tabletts hinüber. Bisher hatte diesen Restaurants zumindest mein Respekt gegolten, weil sie so professionell gemacht waren, und ich gebe zu: Eine gewisse Faszination war auch immer dabei gewesen. Aber jetzt fand ich sie mit allem, wofür sie standen und was sie boten, widerlich.

Ein Mann von ungefähr vierzig Jahren stand an der Theke. Er war groß gewachsen, aber auffällig gebeugt. Unter der Last seiner ungesunden Ernährung? Weil es ihm im Grunde peinlich war, hier zu sein? Oder weil seine chemiegemachte Gier ihn auch körperlich in den Zustand eines Raubtiers vor dem Sprung versetzte?

Als ich meine Mineralwasserflasche auf das oberste der gebrauchten Tabletts legte und das Restaurant verließ, musste ich mich selbst an mein Ziel erinnern, oder besser daran, was nicht mein Ziel war. Ich war nicht angetreten, um zu missionieren. Genauso wenig wie zum Spartaner eignete ich mich zum Missionar. Hier wäre auch gar nichts zu erreichen gewesen, zumindest nicht bei den Jugendlichen, bei denen es darauf angekommen wäre. Die Heavy User unter ihnen, die schon mit *McDonald's* aufgewachsen waren, waren vermutlich eine verlorene Generation mit allen Folgen für sie selbst und das Gesundheitssystem. Ihnen nützten auch Vorbilder nichts mehr.

Nachdenklich ging ich nach Hause und freute mich auf eine Andacht in meinem eigenen Fast-Food-Tempel, meiner Küche.

TAG 20

Minus 0,4 Kilo. Gut, aber ich wurde ungeduldig. Ging das nicht schneller? Es konnte doch nicht sein, dass beim Fast Food immer nur die Falschen gewannen.

TAG 21

Nein, es gewannen nicht immer nur die Falschen. Nie gewinnen immer nur die Falschen. Ich hatte die Halbzeit hinter mir, und was zeigte die Waage? Nach weiteren minus 0,3 Kilo zeigte sie jetzt genau 91 Kilo an. Ich wagte es kaum, die einfache Rechnung (96 − 91) x 2 zu rechnen, doch da warf mein Gehirn schon ganz von selbst das Ergebnis aus. Zehn. Wenn ich in der zweiten Halbzeit genauso viel erreichte wie in der ersten, dann würde ich mein Ziel punktgenau erreichen und insgesamt zehn Kilo abnehmen.

Es war auch wieder Zeit für ein Zwischenresümee. Meine Euphorie war geschwunden und hatte einer neuen Routine Platz gemacht. Das war ein guter und natürlicher Prozess. Immer nur Euphorie geht nicht. Das wird irgendwann anstrengend. Euphorie gehört zur Revolution, aber das Neue braucht dann Routine, um sich halten zu können. Meine Regeln einzuhalten, machte mir nichts mehr aus. Ich fand es sogar angenehm. So musste ich nicht ständig über die gleichen Dinge neu nachdenken.

Körperlich fühlte ich mich gut. Ich schlief gut und dieses Gefühl, aufgekratzter als sonst zu sein und auf einem höhe-

ren Energie-Level zu leben, hatte sich in einen alles durch-
dringenden intensiveren Tonus meines Lebens verwandelt.
Ich hatte in den zwanzig Tagen bisher nur einmal rund zwei
Stunden lang gehungert. Das war, als ich mich erst wieder an
die Pizza im Ofen erinnerte, als schon schwarzer Rauch durch
meine Küche waberte. Danach musste ich lüften, sauber machen und eine neue Pizza zubereiten.

Mein nächstes Ziel war die Acht vor meinem Gewicht.

TAG 22

Nur noch 0,8 Kilo bis zu meinem nächsten Ziel. Das wäre in
zwei, höchstens drei Tagen zu schaffen, wenn es so weiter-
ging. Wann hatte ich zum letzten Mal weniger als 90 Kilo ge-
wogen? Das musste vor rund 18 Jahren gewesen sein. Dieser
Gedanke motivierte mich, am Abend 13.146 Schritte spazieren
zu gehen. War das gemogelt? Nein. Bewegung zu machen, die
nicht stresst, gehörte zu meinen Regeln.

TAG 23

Die Schallmauer rückte unaufhaltsam näher. Ich wog jetzt
90,5 Kilo und hatte seit gestern wieder 0,3 Kilo abgenommen.
Noch ein Tag? Noch zwei Tage? Ein neuer Wert setzte sich in
meinem Kopf fest. Mein Zielgewicht für meinen Vierzig-Ta-
ge-Fast-Food-Selbstversuch. 86 Kilo. Damit wäre alles gut. Ich
könnte mir und meinen Freunden und Bekannten, von denen

mich einige neugierig, einige amüsiert und einige auch besorgt laufend fragten, wie es lief, sagen, dass ich es geschafft hatte. Wer steht nicht gerne als jemand da, der seine Ziele erreicht? Ich könnte Vorher-Nachher-Fotos zeigen. In jedem Fall wäre es ein Sieg. Was konnte jetzt noch schief gehen?

Ich stieß auf eine Studie, die, wenn sie tatsächlich die Realität abbildete, den Wert einer lustvollen und zumindest für Fast-Food-Junkies leicht einhaltbaren Diät unterstrich. Sie lief darauf hinaus, dass die Gehirnleistung übergewichtiger Menschen beeinträchtigt war. Sie hatten ein erhöhtes Demenz-Risiko und entwickelten schwerer neue Nervenbahnen. Die sogenannte Plastizität des Gehirns litt durch überflüssige Kilos. Man könnte auch verkürzt sagen: Dicke sind dümmer.

Vor allem taten sich übergewichtige Menschen demnach schwerer, Verhaltensweisen zu verändern. Sie erinnern sich schwerer an Dinge und erlernen neue Aufgaben schwerer. Vielleicht war Fasten deshalb seit Jahrtausenden bei Mönchen angesagt. Es diente offenbar der Selbsttransformation. Wer fastete, tat sich leichter, die Gebote seiner Religion einzuhalten. Vor allem bedeutete es aber auch, dass sich ausgerechnet Übergewichtige besonders schwertaten, neue Ernährungs-Routinen zu entwickeln.

Mich beschäftigte das den ganzen Tag. Was bedeutete es in diesem Zusammenhang, dass die Bevölkerung der industrialisierten Länder immer übergewichtiger wurde? Was bedeutete es für den Klimawandel, der uns als Gesellschaft neue Lebens-Routinen abverlangt? Was bedeutete es für die Demokratie? Waren übergewichtige Menschen leichter manipulierbar? Ebnete also Fast Food in letzter Konsequenz den Diktatoren den Aufstieg?

So wenig ich mich als Spartaner und Missionar eigne, so wenig eigne ich mich auch als Revolutionär. Dennoch fragte ich mich, warum nicht endlich jemand ernsthaft gegen Fast-Food-Konzerne auf die Barrikaden ging. Es brauchte dafür keine Straßen-Demos mit Lautsprechern, Wasserwerfern und allem anderen Drum und Dran. Es brauchte nur eine konsequente Gesundheitspolitik, die sich auch etwas traute. Jemand müsste diese Industrie verbieten. Zumindest müsste ihr jemand verbieten, ihre Produkte an Kinder und Jugendliche bis 16 Jahre zu verkaufen. Das wäre ebenso wichtig wie das Alkoholverbot für sie.

Denn je mehr ich selbst als relativer Laie zu dem Thema erfuhr, desto klarer wurde mir, dass diese Industrie enormen Schaden an allem anrichtete, das uns heilig war. Und dass das Argument »du musst ja nicht« geradezu zynisch ist. Die Art, wie Fast-Food-Konzerne ihre Kunden manipulieren, grenzt für mich besonders bei Kindern und Jugendlichen an eine Einschränkung ihrer Grundrechte. Andere Menschen bewusst und manipulativ über ihre Bio- und Neurochemie abhängig von den eigenen Produkten zu machen, war so etwas wie geistige Freiheitsberaubung. Besonders dann, wenn diese Produkte den Kunden nachweislich schwer schadeten.

TAG 24

Ich hatte beim Wiegen am Morgen schon lange kein Plus mehr auf der Anzeige gesehen. Woran lag das? Daran, dass ich Pizza und Kebab höchstens noch einmal am Tag aß? Daran, dass ich mein Ziel visualisierte und mir mit geschlossenen Augen, zum Beispiel vor dem Einschlafen, vorstellte, wie ich schlank, fit und gesund und mit meinen Badesachen unter dem Arm an der Kasse meines Lieblingsstrandes in Caorle eincheckte? Oder doch auch daran, dass ich, ehrlich ohne mich dazu auch nur im Geringsten zu zwingen, immer mehr Bewegung machte, einfach weil mir danach war? Jedenfalls hatte ich jetzt nur noch 90,1 Kilo und keine Zweifel daran, dass ich meine Schallmauer morgen durchbrochen haben würde.

TAG 25

Ich starrte lange auf die Anzeige und nach dem Wiegen wog ich mich, als ich meinen Frühstücks-Burger zubereitet, aber noch nicht gegessen hatte, noch einmal. Ich hatte weitere 300 Gramm an Gewicht verloren und wog jetzt 89,8 Kilo. Ich weiß, das ist nur ein kleiner Schritt für die Menschheit, aber für mich war es ein großer. Es war fast so, als wäre meine Jugend zurückgekommen, und dazu kam dieses Gefühl, etwas Großes, an dem ich lange gescheitert war, erreicht zu haben, noch dazu durch eigene Überlegungen, und zu Recht belohnt worden zu sein. Ich war dankbar und glücklich. Beides kam diesmal ohne Euphorie daher. Es war ein viel tieferes Gefühl, und ein viel tiefer befriedigendes.

TAG 26

89,7 Kilogramm. Mein neues Ziel lautete 86 Kilo, und dorthin würde ich mit Hundert-Gramm-Schritten wie diesem nicht gelangen. Schließlich blieben mir nur noch 14 Tage. Ich musste von jetzt an ein Viertel Kilo pro Tag schaffen. Sonst müsste ich auf die Frage, wie gut meine Diät funktioniert hätte, immer sieben, acht oder neun Komma irgendwas antworten, und das hätte dann immer irgendwie nach knapp daneben ist auch vorbei geklungen. Für mich zumindest, und wahrscheinlich hätte ich es auch ausgestrahlt. Zehn Kilo hingegen wären eine klare Ansage. Niemand will 8,7 Kilo abnehmen, aber zehn Kilo abnehmen will fast jeder.

TAG 27

Minus 0,3 Kilo. Ich war auf Kurs.

An diesem Tag ging ich zufällig an der *McDonald's*-Filiale am Wiener Schwarzenbergplatz vorbei. Reflexartig sah ich durch das Fenster hinein. Eine Mutter hatte ihrem zwei oder drei Jahre alten Sohn eine Schachtel Chicken McNuggets hingestellt und tippte auf ihrem Handy herum, während er sich mit der Sauce das Kinn verschmierte. Der Anblick machte mich traurig. Ich wusste selbst, wie schwer es ist, Kindern Wünsche abzuschlagen, aber bei Fast-Food-Produkten war alles andere ein Bekenntnis zur Unwissenheit oder zur Lieblosigkeit. Ruhigstellen. Es funktionierte bei Kindern mit Nuggets, Burgern oder Pommes fast genauso gut wie mit Handys und wie früher mit Opiumschnullern. Und genau wie früher entstanden dabei Kinder, die dick, dumm und faul waren.

Doch wer dafür nur die Eltern kritisiert, macht es sich zu einfach. Auch sie sind oft nur Opfer des Fast-Food-Marketings. Es redet ihnen alles schön. Die Realität ist aber alles andere als schön.

Forscher stellten auch bei Kindern Veränderungen in den Gehirnstrukturen durch Fettleibigkeit fest. Es scheint sogar so zu sein, dass es bei dicken Kindern im Vergleich zu normalgewichtigen Kindern sehr reale, strukturelle Unterschiede im Gehirn und in der kognitiven Entwicklung gibt. Dass Fast Food Kinder dick, dumm und faul macht, war also mehr als nur flapsig dahingesagt.

Zuerst trieb mich die Euphorie an, schrieb ich in mein Fast-Food-Diät-Tagebuch, dann brachte mich die Routine weiter und inzwischen habe ich auch so etwas wie einen politischen Antrieb gefunden. Denn wir sind dem Schicksal, zu dem uns industriell hergestelltes Fast Food verdammt, nicht ohnmächtig ausgeliefert.

Wir können etwas tun, und ich tue etwas. Aus dem Tun selbst entsteht die Kraft, noch mehr zu tun. Ich werde mein Ziel erreichen und ich habe zwar nur eine kleine und leise Stimme in dieser Welt, die nur wenige hören, aber danach werde ich sie trotzdem benützen, um darüber zu reden: Es geht auch anders.

Sehe ich das erst jetzt so, weil mein Denken ohne Fast Food klarer wird?

TAG 28

89,2 Kilo. Ein Minus von 200 Gramm. Okay. Ich war weiter im Rennen.

Je näher das Ende meines Selbstversuches rückte, desto öfter dachte ich an die über meine Gewichtsabnahme hinausgehenden gesundheitlichen Folgen meines Selbstversuches. Was würden die Laborwerte ergeben? Würde sich darin mein neuer Lebenstonus, meine veränderte, meine intensivere Wahrnehmung von mir selbst und der Welt, meine positivere, aber auch klarere Haltung im Leben widerspiegeln?

Ich würde es bald wissen.

TAG 29

Gut gelaunt stellte ich mich auf die Waage. Oh Gott, dachte ich. Bloß nicht jetzt. Fast ein halbes Kilo mehr als gestern. Plus 0,4 Kilo. Warum? Mir fiel wieder ein, was ich nach dem Aufwachen verdrängt hatte. Auch gestern war ich bei Freunden eingeladen gewesen. Auch gestern hatte ich viel über meine Diät gesprochen.

Doch irgendwann, als alle (außer mir) schon ziemlich beschwipst waren, hatte ich ein Thunfisch-Wrap auf einen Teller geklatscht und mit lobenden Worten für die Hausfrau unter allgemeinem Applaus verkündet: Sündigen gehört bei meiner Diät dazu, es ist Pflicht.

Immerhin hatte *McDonald's* aktuell auch Wraps im Programm, flüsterte mir eine liebliche innere Stimme zu, den Fresh Chicken Wrap und den Tomato Salsa Chicken Wrap. Wenn du diesen Wrap jetzt isst, dann passt das also super zu deinem Selbstversuch, und wirklich erfolgreiche Menschen zeichnen sich durch zwei Dinge aus: Sie sind in der Lage, sich an Regeln zu halten, und sie sind in der Lage, Regeln zu brechen.

Ich war wirklich ein Idiot. Zumindest das Bier hätte ich mir sparen können. Aber gleich 0,4 Kilo? Es war, als hätte irgendein Ernährungsgott ein Exempel statuiert und ich fühlte mich schwach und unwürdig. Meine politischen Visionen? Eher peinlich. Ich konzentrierte mich auf das Heute und auf das Morgen. Weiter, dachte ich. Es ist noch nicht zu spät. Einmal ist keinmal und es gibt nach jeder Niederlage einen neuen Anfang. Nach jeder. Bis zu unserem letzten Atemzug.

Inbrünstig schloggte ich an diesem Abend meine Lieblingsstrecke und diesmal überholten mich keine Spaziergänger. Ich muss zugeben, dass wetterbedingt nur wenige unterwegs waren, aber trotzdem fühlte sich das für mich selbst, noch mehr als sonst, wie echtes Joggen an. Das regelmäßige Training schien sich also langsam zu lohnen und ich verwandelte mich Tag für Tag wieder mehr in einen Läufer. Ein wunderbares Gefühl. Wer weiß, vielleicht folgt ja irgendwann doch noch ein Marathon, aber erst galt es, die restlichen zehn Tage zu überstehen.

TAG 30

89,2 Kilo. Minus 400 Gramm. Ernährungsgott sei Dank. Mein Fehler war wieder ausgebügelt. Meine Selbstsicherheit kam zurück. Die letzten zehn Tage konnten beginnen.

TAG 31

88,9 Kilo. Minus 300 Gramm. Ich war inzwischen dermaßen von meinem Ziel geprägt, dass ich locker eine Mahlzeit auslassen hätte können. Zumindest kam es mir so vor. Bloß ging das nicht. Mit der Methode »Iss weniger« konnte jeder abnehmen, der konnte. Mit der Methode »Iss anders« im Prinzip auch. Deshalb blieb ich meiner Methode »Iss genau wie immer, nur anders« treu.

TAG 32

88,7 Kilo. Minus 200 Gramm. Der Ernährungsgott machte es wirklich spannend. Es würde ein Foto-Finish werden. Ich schrieb in mein Fast-Food-Diät-Tagebuch: Zu der Spannung, wie es ausgehen wird und wie meine Laborwerte ausfallen werden, ist in der vergangenen Woche unmerklich noch etwas anderes gekommen. Ich freue mich auf Spaghetti, ein Käse-Omelette oder einen Gemüseauflauf. Vierzig Tage nur Fast Food und da vor allem Burger sind in Ordnung, aber irgendwann ist es dann auch genug. Ich konnte mich gar nicht mehr richtig erinnern. Wie fühlte sich ein Wiener Schnitzel im Mund an? Oder ein Spinat-Strudel? Ich mochte Spinat-Strudel immer ganz gerne, mit würzigem Schafskäse, Tsatsiki und Kartoffeln oder türkischem Brot. Meine absolute Lieblingsspeise war er nie gewesen, aber jetzt setzte er sich als Sehnsuchts-Gericht in meinem Kopf fest. Ich nahm probeweise Messer und Gabel aus der Küchenlade. Konnte ich damit überhaupt noch umgehen?

TAG 33

88,3 Kilo. Minus 400 Gramm.

Der morgendliche Unterschied zwischen minus 200 und minus 400 Gramm entschied inzwischen über meine Tagesverfassung. Es kam mir längst so vor, als wäre das Schicksal der Welt vom Erfolg oder Misserfolg meines Selbstversuches abhängig. Wobei Misserfolg ohnedies relativ war. Ich hatte bereits fast acht Kilo abgenommen, nicht ganz ohne, aber doch ohne nennenswerte Diät-Strapazen. Genau waren es bisher 7,7 Kilo. Das war doch schon etwas, hätte ich mir sagen können. Tat ich aber nicht. Ich bin der Typ, der sich in Dinge hineinsteigern konnte.

TAG 34

88 Kilogramm. Minus 300 Gramm. Insgesamt minus genau acht Kilo. Das war auch so eine kleine Schallmauer, die mich kurz innehalten ließ. Erst bei der Gelegenheit fiel mir richtig auf, wie wohl ich mich in meinem Körper fühlte. Eine Hose, die nur noch aus Nostalgie in meinem Kleiderschrank lag, passte mir wieder. Ich hätte nie gedacht, dass ich sie je wieder tragen können würde. Menschen, die ich länger nicht mehr gesehen hatte, betrachteten mich anders als sonst. Sie wirkten überrascht und fragten sich offenbar, was sich an mir geändert hatte. Neue Brille? Nein. Neue Frisur? Nein. Neuer Körper? Ja! Acht Kilo weniger – schon das fühlte sich an, wie einen neuen Körper zu haben.

Erstaunlich war, dass mir trotz der kulinarischen Abnützungserscheinungen meines Diät-Speiseplanes das Zubereiten meiner Burger, Pizzen und Kebabs nach wie vor Spaß machte. Wobei Spaß vielleicht das falsche Wort war. Inzwischen war auch das zur Routine geworden, aber zu einer entspannenden Routine. Es machte mir nicht ganz, aber fast so viel Freude wie das Essen selbst.

TAG 35

87,9 Kilo. Nur minus hundert Gramm. Ausgerechnet jetzt so ein mageres Tagesergebnis. Damit rückten die 86 Kilo in erreichbare Ferne. Innerhalb von fünf Tagen durchschnittlich minus 400 Gramm hatte ich noch nie geschafft. Mein aktueller Tagesschnitt lag derzeit bei 238 Gramm pro Tag. Seltsamerweise war ich nicht enttäuscht. Die Einsicht entspannte mich sogar. Auf die Art würde ich leichter durch die letzten fünf Tage kommen. Schon acht Kilo Gewichtsverlust waren gut, beschloss ich für mich, alles darüber war noch besser. Der Druck fiel von mir ab und ich konnte die letzten Tage meines etwas verrückten Selbstversuchs noch einmal so richtig genießen. Mehr als Kilo. Unbescheidenheit bei den Zielen war wichtig, aber irgendwann ging es auch um Dankbarkeit. Mein Weg zur Waage würde sich in den kommenden fünf Tagen nicht mehr wie eine Bewährungsprobe anfühlen, sondern eher wie ein Triumphmarsch.

TAG 36

87,7 Kilo. Minus hundert Gramm. Ich merkte, dass ich tief in meinem Herzen noch immer auf ein Wunder gehofft hatte und eine klarere Absage meines Körpers hätte es kaum geben können. Emotional war mein Selbstversuch für mich damit beendet. Es machte mir nichts aus, weitere vier Tage nichts als Burger, Pizzen und Kebab zu essen, aber ich suchte mir schon einmal ein Rezept für Spinatstrudel mit Schafskäse.

TAG 37

87,5 Kilo. Minus 300 Gramm. Die Tage vergingen jetzt wie im Flug. Meine Freunde, die meinen Selbstversuch besonders aufmerksam beobachtet hatten, feuerten mich an. Ich lächelte dann immer. Endspurts haben ihr eigenes Charisma. Besonders dieser. Ich war nicht ausgepowert. Ich freute mich auf meinen Spinatstrudel und hatte mich inzwischen für eine Version mit Petersilkartoffeln entschieden. Aber ich hätte ohne großen Leidensdruck auch immer weiter nichts als Burger, Pizzen und Kebab essen können.

TAG 38

87,3 Kilogramm. Minus 200 Gramm. Mit meiner neuen Leichtigkeit des Seins schmeckten mir meine Burger, Pizzen und Kebabs sogar besser als am Anfang.

TAG 39

87,1 Kilo. Minus 200 Gramm.

Auf der Seite herzenskoechin.com fand ich dieses Rezept für Spinatstrudel:

ZUTATEN:

1 Rolle Blätterteig	2 Esslöffel Olivenöl
750 Gramm Blattspinat TK	1 Esslöffel Zitronensaft
125 Gramm frischer	150 Gramm saure Sahne
Blattspinat	200 Gramm Schafskäse
2 Zwiebeln	60 Gramm Pinienkerne
2 Knoblauchzehen	40 Gramm Butter

ZUBEREITUNG:

1. Backofen auf 200 Grad vorheizen.
2. Zwiebeln und Knoblauch fein würfeln und in zwei Esslöffel Olivenöl andünsten.
3. Den Tiefkühl-Spinat dazugeben und auftauen lassen.
4. Die frischen Spinatblätter untermengen und den Spinat mit Salz, Pfeffer und Muskat würzen und abkühlen lassen.
5. Mit Zitronensaft abschmecken.
6. Schafskäse mit einer Gabel zerdrücken.
7. Die Pinienkerne in einer Pfanne ohne Fett anrösten, bis sie duften.
8. Den Blätterteig mit dem mitgerollten Backpapier auf dem Backblech entrollen.
9. Den Sauerrahm auf den Blätterteig streichen.
10. Die Spinatmasse darauf verteilen und mit dem Schafskäse und den Pinienkernen bestreuen.
11. Den Teig zu einem Strudel einrollen und mit der Nahtseite nach unten auf ein Backblech legen.

12. Den Strudel mit zerlassener Butter bestreichen und bei
    200 Grad im Backofen etwa dreißig bis 35 Minuten gold-
    braun backen.
13. Schmeckt besonders gut mit einem grünen Salat oder
    Joghurt-Dip.

Ein bisschen kam es mir wie Verrat vor, meinen Spinatstrudel zu planen. Jetzt, am vorletzten Tag meines Selbstversuches, plagten mich nahezu nostalgische Gefühle. Meine eigenen Burger, Pizzen und Kebabs waren meine Freunde geworden und es war ja auch schön, ein klares Ziel und eine klare Aufgabe im Leben zu haben. Ich glaube, dass dieser Faktor bei Diäten unterbewertet wird.

Eines war aber auch klar. Ich würde nicht bloß mit einem selbstgemachten Spinatstrudel feiern. Es würde ein Fest geben. Ich würde meine Freunde zum Grillen einladen. Und nein, ich würde es nicht richtig krachen lassen. Nicht nur meine Burger, Pizzen und Kebabs waren mir lieb und teuer geworden, sondern auch einige meiner Regeln.

0,3 Liter Wasser vor jeder Mahlzeit. Das war so einfach und brachte so viel. Nach 17 Uhr nichts mehr essen. Das war nicht ganz so einfach, aber ich war sicher: Dass ich jetzt deutlich mehr Energie hatte und vom Gelegenheits-Schlogger fast schon zum Hobby-Läufer geworden war, hatte vor allem damit zu tun.

TAG 40

87 Kilo. Minus hundert Gramm. Als ich am Abend schlafen ging, überwogen meine Freude und mein Stolz, den Selbstversuch bis auf einen kleinen Ausrutscher wirklich durchgezogen zu haben. Klar, jede andere Diät wäre ungleich schwerer durchzuziehen gewesen, aber für mich als hoffnungsloser Genussmensch und überzeugter Disziplin-Verweigerer war auch das eine Leistung. Und auch mit meinem Gewichtsverlust von mehr als acht Kilo hatte ich es den Disziplin-Aposteln richtig gezeigt.

Am nächsten Morgen wog ich mich zum letzten Mal. Ich hatte jetzt 86,7 Kilo. Ich war also nur um 700 Gramm an meinem Ziel vorbeigeschrammt. Zugegeben, da waren drei Saunagänge am Vorabend inkludiert, aber eine Sechs nach der Acht musste einfach drin sein.

In Summe hatte ich also in vierzig Tagen, in denen ich nichts als Burger, Pizzen und Kebab aß, ohne Hungern und fast ohne andere Diät-Strapazen und mit nur einmal Kalorienzählen (auch das war nicht zwingend notwendig gewesen) 9,3 Kilo abgenommen. Ich fühlte mich leichter, gesünder und glücklicher und als Hauptproblem hatten sich Besuche bei Freunden herausgestellt.

Waren 9,3 Kilo gleich viel wie rund zehn Kilo? Nein, waren sie nicht. Sie waren gleich viel wie rund neun Kilo, aber das war wie gesagt mehr als okay für mich. Allen Ernährungsgurus, die das lächerlich fanden, konnte ich nur sagen: Zeigt mir die Menschen, die mit euren Diäten so viel abgenommen haben. Diesen Menschen konnte ich dann sagen: Ich war richtig froh, mir einen Spinatstrudel als Belohnung ausgesucht zu haben. Sonst hätte ich vielleicht gar nicht gewusst, was ich essen sollte, und hätte einfach und ohne jeden Leidensdruck mit meinem Fast-Food-Diät-Speiseplan weitergemacht. Ist es Ihnen bei Ihrer Diät auch so gegangen?

»Minimize me« hatte geklappt.

DER BEFUND

Laborwerte sind immer so eine Sache. Letztendlich steckt immer auch eine gewisse medizinische Willkür dahinter, was als zu viel, richtig oder zu wenig gilt. Manchmal verändern sich diese Einschätzungen auch. Aber bei mir kam es darauf an. Wenn meine schlechten Werte gleich schlecht geblieben waren oder sich gute verschlechtert hatten, dann hatte ich mit meiner Fast-Food-Diät ein Problem. Ich konnte es mir allerdings nicht vorstellen.

Einen Tag vor der Analyse meiner Labor-Ergebnisse mit meinem Arzt war ich sicher, dass das Ergebnis nur gut sein konnte. Wenn es stimmte, dass der Mensch ein holistisches Wesen war, bei dem alles mit allem zusammenhing, vor allem Geist und Seele mit dem Körper, dann war nichts anderes denkbar. Dann manifestierte sich mein Wohlbefinden in diesen Werten. Als mich die Sprechstundenhilfe aufrief, war ich doch nervös. Was, wenn meine Werte gleich geblieben waren? Oder wenn sich Blutdruck-, Cholesterin- und Eisenwerte verbessert, dafür aber andere verschlechtert hatten? Wäre nicht vor allem Letzteres der Beweis dafür, dass meine Fast-Food-Diät im Kleingedruckten gesundheitliche Nachteile hatte?

Zur Jobdescription guter Ärzte gehört Empathie und meiner war ein guter Arzt. Deshalb interpretierte er meinen hoffnungsvollen Blick und meinen von einem Räuspern gefolgten Gruß auf Anhieb richtig. »Keine Sorge«, sagte er, noch ehe er meinen Gruß erwidert hatte. »Die Werte sehen gut aus. Nehmen Sie doch bitte Platz und sehen wir sie uns im Detail an. Schönen guten Abend übrigens. Wie fühlen Sie sich?«

Ich nickte nur.

»Schlanker sind Sie ja nun eindeutig geworden«, sagte der Arzt. »Mal ehrlich, Sie haben wirklich vierzig Tage lang dreimal am Tag nur selbstgemachtes Fast Food gegessen?«

In dem Moment, drei Tage nach Ende meines Selbstversuches, kam es mir fast so absurd vor wie offenbar ihm. »Und jeden Tag ein Stück Obst zu einer der drei Mahlzeiten«, sagte ich, weil ich annahm, dass Ärzte so etwas gerne hören.

Jetzt nickte er einfach nur, während er auf den Bildschirm seines Computers blickte. »Das Cholesterin ist gestiegen«, sagte er.

»Was?«

»Das gute«, sagte er. »Es gibt ein gutes und ein schlechtes Cholesterin. Bei Ihnen ist das gute gestiegen und das schlechte gleichgeblieben. Die Ratio, also das Verhältnis zwischen beiden, auf das es letztlich ankommt, hat sich also verbessert.«

Mein Eisenüberschuss hatte sich einfach in Luft, im Blut oder sonst irgendwo aufgelöst. Mein Eisenwert lag jetzt im perfekten Mittelfeld. Verschlechtert hatte sich gar nichts.

Der Arzt rückte zu mir heran und strich sich seinen weißen Kittel glatt. Blutdruck messen. Er kam auf 130/85. Vor meinem Selbstversuch lag mein Blutdruck bei 145/95.

Wirklich irre. Ich musste mir das selbst noch einmal in Erinnerung rufen. Ich hatte nicht vierzig Tage lang Brokkoli und Kartoffel Natur gegessen, sondern knackiges Fast Food. Auf einmal hatte ich ein unbändiges Bedürfnis, vielen Menschen davon zu erzählen. Davon, was Fast Food alles können konnte. Davon, wie leicht gesünder Leben und Abnehmen für Fast-Food-Junkies sein konnte.

»Was ist jetzt eigentlich Ihr Fazit aus dem Selbstversuch?«, fragte mich der Arzt.

Ich wusste zuerst gar nicht, wo ich anfangen sollte. »Fast Food ist nicht an sich ungesund, bloß *McDonald's*, *Burger King* und Co. haben es dazu gemacht, und zwar mit rücksichtsloser Ausbeutung von Menschen, Tieren und Umwelt«, sagte ich. »Dabei ist Fast Food etwas, das einfach Spaß macht und genauso gut gesund sein kann, mit dem wir sogar abnehmen können, wenn wir wollen. Es kommt dabei nur darauf an, was für Fast Food wir essen, wie wir es essen und wann wir es essen.

Ich habe es vierzig Tage lang mit ein paar leicht einzuhaltenden Regeln und ohne den üblichen Diätstress ausprobiert und dabei mein Gewicht um fast zehn Kilo gesenkt, meine Gesundheit verbessert und meine Stimmung nachhaltig und dauerhaft aufgehellt. Ich sehe die Welt seither positiver, bin optimistischer und hoffnungsvoller. Es gibt also keinen Grund, uns Fast Food von den Konzernen verderben zu lassen. Erobern wir es uns zurück und werden wir alle schlanker, gesünder und glücklicher dabei. Stellen wir uns vor, dass sich in einem *McDonald's* oder *Burger King* der Zukunft zwei Menschen treffen. Sagt der eine zum anderen: ‚Auch schon auf dem Gesundheits-Trip?' Antwortet der andere: ‚Eigentlich nicht, aber es macht Spaß hier.'«

»Wow«, sagte mein Arzt, während ich merkte, dass sich mein Gesicht gerötet hatte. »Schreiben Sie jetzt ein Buch darüber?«

PS: »Fast zehn Kilo« zu sagen finde ich fair. »Rund zehn Kilo« wäre eine Übertreibung gewesen, aber wenn 9,3 Kilo nicht »fast zehn Kilo« sind, was dann?

PPS: Mein Spinatstrudel war grundsätzlich essbar, aber naja. Ich ließ mir dann trotzdem noch einen von einem Restaurant mit Lieferservice kommen. Das Ende meines Selbstversuches liegt inzwischen ein halbes Jahr zurück. Ich halte mich noch immer lose an meine Regeln, jedenfalls an die mit dem Wasser, an die mit 17 Uhr (außer ich bin bei Freunden eingeladen, dann versuche ich, vorher nichts oder zumindest weniger zu essen), und manchmal setze ich zum Auffrischen und ein bisschen auch aus Nostalgie meine Kau-Sanduhr wieder ein. Pizza und Kebab habe ich mir schon länger nicht mehr gemacht, aber ich esse nach wie vor ständig selbstgemachte Burger. *I'm loving it!*

REGISTER DER VERWENDETEN PRODUKTE

Eiweiß-Brot-Mischung:

Backzeit Eiweiß Brot : (www.amazon.de)

Fleisch-Pilze-Burger:

Rebelmeat (https://www.rebelmeat.com/)

Getränk:

Gasteiner Mineralwasser mit Geschmack: Lemon/Orange/Grapefruit/Apfel
(https://www.shoepping.at/)

Getränk:

Rauch – Sparkling Water and Fruit (https://www.billa.at/)

Ketchup:

Wonderchup (http://www.wonderchup.com/)

Low Carb Burger Bun:

Low Carb Bakery (https://locaba.at/baeckereilower-carb-burger-bun/)

Low-Carb-Desserts:

Low Carb Bäckerei (https://locaba.at/)

Veganes Fleischpulver:

Seitop (https://www.seitop.de/)

Saucen:

Mama Mia (https://www.gymqueen.de)

WEITERFÜHRENDE LITERATUR

Christ, A., Günther, P., Lauterbach, M. A., Duewell, P., Biswas, D., Pelka, K., ... & Latz, E. (2018). Western diet triggers NLRP3-dependent innate immune reprogramming. Cell, 172(1-2), 162-175.

Mykoniatis, I., Grammatikopoulou, M. G., Bouras, E., Karampasi, E., Tsionga, A., Kogias, A., ... & Chourdakis, M. (2018). Sexual dysfunction among young men: overview of dietary components associated with erectile dysfunction. The journal of sexual medicine, 15(2), 176-182.

Maiorino, M. I., Bellastella, G., & Esposito, K. (2015). Lifestyle modifications and erectile dysfunction: what can be expected?. Asian journal of andrology, 17(1), 5–10. https://doi.org/10.4103/1008-682X.137687

Bailey, Grace, »The Effect of Fast Food Restaurants on Type 2 Diabetes Rates« (2018).CMC Senior Theses. 1819.

Geserick, M., Vogel, M., Gausche, R., Lipek, T., Spielau, U., Keller, E., ... & Körner, A. (2018). Acceleration of BMI in early childhood and risk of sustained obesity. New England Journal of Medicine.

Pacheco, L. S., Lacey Jr, J. V., Martinez, M. E., Lemus, H., Araneta, M. R. G., Sears, D. D., ... & Anderson, C. A. (2020). Sugar-Sweetened Beverage Intake and Cardiovascular Disease Risk in the California Teachers Study. Journal of the American Heart Association, 9(10), e014883.

Ferguson, J. F., Aden, L. A., Barbaro, N. R., Van Beusecum, J. P., Xiao, L., Simons, A. J., ... & Kirabo, A. (2019). High dietary salt–induced DC activation underlies microbial dysbiosis-associated hypertension. JCI insight, 4(13).

Dietary fat intake and risk of cardiovascular disease and all-cause mortality in a population at high risk of cardiovascular disease. The American journal of clinical nutrition, 2015, 102. Jg., Nr. 6, S. 1563-1573.

Imamura, F., Micha, R., Wu, J. H., de Oliveira Otto, M. C., Otite, F. O., Abioye, A. I., & Mozaffarian, D. (2016). Effects of saturated fat, polyunsaturated fat, monounsaturated fat, and carbohydrate on glucose-insulin homeostasis: a systematic review and meta-analysis of randomised controlled feeding trials. PLoS medicine, 13(7), e1002087.

Rico-Campà, A., Martínez-González, M. A., Alvarez-Alvarez, I., de Deus Mendonça, R., de la Fuente-Arrillaga, C., Gómez-Donoso, C., & Bes-Rastrollo, M. (2019). Association between consumption of ultra-processed foods and all cause mortality: SUN prospective cohort study. bmj, 365.

Lassale, Camille, et al. »Healthy dietary indices and risk of depressive outcomes: a systematic review and meta-analysis of observational studies.« Molecular psychiatry 24.7 (2019): 965-986.

Hieronimus, Bettina, et al. »Synergistic effects of fructose and glucose on lipoprotein risk factors for cardiovascular disease in young adults.« Metabolism 112 (2020): 154356.

Pacheco, Lorena S., et al. »Sugar-Sweetened Beverage Intake and Cardiovascular Disease Risk in the California Teachers Study.« Journal of the American Heart Association 9.10 (2020): e014883.

Khan, Tauseef A., et al. »Relation of total sugars, sucrose, fructose, and added sugars with the risk of cardiovascular disease: A systematic review and dose-response meta-analysis of prospective cohort studies.« Mayo Clinic Proceedings. Vol. 94. No. 12. Elsevier, 2019.

Chazelas, Eloi, et al. »Sugary drinks, artificially sweetened beverages and cardiovascular disease in NutriNet-Santé cohort.« European Journal of Public Health 30.Supplement_5 (2020): ckaa165-573.

de Matos Feijó, Fernanda, et al. »Saccharin and aspartame, compared with sucrose, induce greater weight gain in adult Wistar rats, at similar total caloric intake levels.« Appetite 60 (2013): 203-207.

Mullee, Amy, et al. »Association between soft drink consumption and mortality in 10 European countries.« JAMA internal medicine 179.11 (2019): 1479-1490.

Zhong, Victor W., et al. »Associations of processed meat, unprocessed red meat, poultry, or fish intake with incident cardiovascular disease and all-cause mortality.« JAMA internal medicine 180.4 (2020): 503-512.

Kim, Yoona, et al. »Differential Effects of Dietary Patterns on Advanced Glycation end Products: A Randomized Crossover Study.« Nutrients 12.6 (2020): 1767.

Lancet, T. (2018). We need to talk about meat.

Veronese, Nicola, et al. »Fried potato consumption is associated with elevated mortality: an 8-y longitudinal cohort study.« The American journal of clinical nutrition 106.1 (2017): 162-167.

Cahill, Leah E., et al. »Fried-food consumption and risk of type 2 diabetes and coronary artery disease: a prospective study in 2 cohorts of US women and men.« The American journal of clinical nutrition 100.2 (2014): 667-675.

Klopčič, Marija, Polona Slokan, and Karmen Erjavec. »Consumer preference for nutrition and health claims: A multi-methodological approach.« Food Quality and Preference 82 (2020): 103863.

https://uploads.guim.co.uk/2018/01/12/PHN_links_for_all_papers_in_the_special_issue_on_UPF.pdf

Kaur, Manpreet, et al. »Impact of Chilli-pepper Intake on All-cause and Cardio-vascular Mortality-A Systematic Review and Meta-analysis.« Circulation 142. Suppl_3 (2020): A12729-A12729.

https://www.brighamandwomens.org/about-bwh/newsroom/press-releases-detail?id=1148

Pertz, Heinz H., et al. »Effects of ginger constituents on the gastrointestinal tract: role of cholinergic M3 and serotonergic 5-HT3 and 5-HT4 receptors.« Planta medica 77.10 (2011): 973-978.

Wu, Xin, et al. »Allium vegetables are associated with reduced risk of colorectal cancer: A hospital-based matched case-control study in China.« Asia-Pacific Journal of Clinical Oncology 15.5 (2019): e132-e141.

American Heart Association. »The facts on fats 50 years of American Heart Association dietary fats recommendations.« (2019).

Stott-Miller, Marni, Marian L. Neuhouser, and Janet L. Stanford. »Consumption of deep-fried foods and risk of prostate cancer.« The prostate 73.9 (2013): 960-969.

Al-Mohanna, Thualfeqar, et al. »Proteomics and Proteogenomics Analysis of Sweetpotato (Ipomoea batatas) Leaf and Root.« Journal of proteome research 18.7 (2019): 2719-2734.

Higgins, Janine A., and Ian L. Brown. »Resistant starch: a promising dietary agent for the prevention/treatment of inflammatory bowel disease and bowel cancer.« Current opinion in gastroenterology 29.2 (2013): 190-194.

Chen, Guo-Chong, et al. »Cheese consumption and risk of cardiovascular disease: a meta-analysis of prospective studies.« European journal of nutrition 56.8 (2017): 2565-2575.

https://www.efsa.europa.eu/de/press/news/ans100414
Huang, Shue, et al. »Tea Consumption and Longitudinal Change in High-Density Lipoprotein Cholesterol Concentration in Chinese Adults.« Journal of the American Heart Association 7.13 (2018): e008814.

https://www.adelaide.edu.au/news/news44321.html
Gow, Paul, et al. »Estimates of the global reduction in liver disease-related mortality with increased coffee consumption: an analysis of the Global Burden of Disease Dataset.« Alimentary pharmacology & therapeutics 52.7 (2020): 1195-1203.

Ale-Agha, Niloofar, et al. »CDKN1B/p27 is localized in mitochondria and improves respiration-dependent processes in the cardiovascular system—New mode of action for caffeine.« PLoS biology 16.6 (2018): e2004408.

Acheson, Kevin J., et al. »Caffeine and coffee: their influence on metabolic rate and substrate utilization in normal weight and obese individuals.« The American journal of clinical nutrition 33.5 (1980): 989-997.

Acheson KJ, Zahorska-Markiewicz B, Pittet P, Anantharaman K, Jéquier E. (1980). Caffeine and coffee: their influence on metabolic rate and substrate utilization in normal weight and obese individuals. Am J Clin Nutr.

https://www.zeit.de/2020/52/
forschungspreis-einstein-stiftung-wissenschaft-studien-pharmaindustrie

George A Bray, William E Heisel, Ashkan Afshin, Michael D Jensen, William H Dietz, Michael Long, Robert F Kushner, Stephen R Daniels, Thomas A Wadden, Adam G Tsai, Frank B Hu, John M Jakicic, Donna H Ryan, Bruce M Wolfe, Thomas H Inge (2018). The Science of Obesity Management: An Endocrine Society Scientific Statement. In: Endocrine Reviews, Volume 39, Issue 2

https://dom-pubs.onlinelibrary.wiley.com/doi/abs/10.1111/dom.12784

Karolina Agnieszka Wartolowska, Alastair John Stewart Webb (2020). Midlife blood pressure is associated with the severity of white matter hyperintensities: analysis of the UK Biobank cohort study. In: European Heart Journal

https://www.health.harvard.edu/topics/cholesterol

Van Wagner, L. B., & Green, R. M. (2014). Elevated serum ferritin. In: JAMA, 312(7), 743–744.

Daniela Jakubowicz, Zohar Landau, Shani Tsameret, Julio Wainstein, Itamar Raz, Bo Ahren, Nava Chapnik, Maayan Barnea, Tali Ganz, Miriam Menaged, Naomi Mor, Yosefa Bar-Dayan, Oren Froy (2019). Reduction in Glycated Hemoglobin and Daily Insulin Dose Alongside Circadian Clock Upregulation in Patients With Type 2 Diabetes Consuming a Three-Meal Diet: A Randomized Clinical Trial. In: Diabetes Care

https://www.jbc.org/content/early/2014/04/25/jbc.M113.539601

Grippo, Ryan M. et al. (2020). Dopamine Signaling in the Suprachiasmatic Nucleus Enables Weight Gain Associated with Hedonic Feeding. In: Current Biology, Volume 30, Issue 2, 196 - 208

Cienfuegos, Sofia et al. (2020). Effects of 4- and 6-h Time-Restricted Feeding on Weight and Cardiometabolic Health: A Randomized Controlled Trial in Adults with Obesity. In: Cell Metabolism, Volume 32, Issue 3, 366 - 378

Vera U. Ludwig, Kirk Warren Brown, Judson A. Brewer (2020). Self-Regulation Without Force: Can Awareness Leverage Reward to Drive Behavior Change? In: Perspectives on Psychological Science, Volume 15, Issue 6, 1382-1399
Gardner, B., & Rebar, A. (2019, April 26). Habit Formation and Behavior Change. Oxford Research Encyclopedia of Psychology.

Susan Michie, Robert West, Kate Sheals, Cristina A Godinho (2018). Evaluating the effectiveness of behavior change techniques in health-related behavior: a scoping review of methods used. In: Translational Behavioral Medicine, Volume 8, Issue 2, 212–224

Nakajima K. (2016). Low serum amylase and obesity, diabetes and metabolic syndrome: A novel interpretation. World journal of diabetes, 7(6), 112–121

Jennifer M. Lang, Calvin Pan, Rita M. Cantor, W. H. Wilson Tang, Jose Carlos Garcia-Garcia, Ira Kurtz, Stanley L. Hazen, Nathalie Bergeron, Ronald M. Krauss, Aldons J. Lusis (2018). Impact of Individual Traits, Saturated Fat, and Protein Source on the Gut Microbiome. In: American Society for Microbiology

Whitelock, V., & Robinson, E. (2018). Remembered Meal Satisfaction, Satiety, and Later Snack Food Intake: A Laboratory Study. Nutrients, 10(12), 1883

C. Summerbell (1995). Meta-analysis: Effect of exercise, with or without dieting, on the body composition of overweight subjects. In: European Journal of Nutrition, 49 (1), 1-10

Miller, W., Koceja, D. & Hamilton, E. (1997). A meta-analysis of the past 25 years of weight loss research using diet, exercise or diet plus exercise intervention. Int J Obes 21, 941–947

Westbrook A, van den Bosch R, Määttä JI, Hofmans L, Papadopetraki D, Cools R, Frank MJ. (2020). Dopamine promotes cognitive effort by biasing the benefits versus costs of cognitive work. Science. 20;367(6484), 1362-1366